Brigitte Reifetzhammer

„Ich wäre so gerne satt“

Meine Tochter besiegt die Magersucht

ENNSTHALER VERLAG STEYR

Ich habe aus Schreib- und Lesegründen häufig allein die männliche Schreibweise belassen, meine aber selbstverständlich beide Geschlechter und vertrete auch die Prinzipien der Gleichstellung.

www.ennsthaler.at

ISBN 978-3-85068-836-9

Brigitte Reifetzhammer · „Ich wäre so gerne satt“

Ennsthaler Gesellschaft m.b.H. & Co KG, 4400 Steyr, Österreich
Umschlaggestaltung und Satz: DIE BESORGER mediendesign & -technik, Steyr

Inhaltsverzeichnis

Ein Mut-mach-Buch
für Betroffene, Angehörige und Freunde

Judith, du hast mir die Erlaubnis gegeben, diese Biografie zu veröffentlichen. Ich weiß, es war keine leichte Entscheidung, denn nun kennen viele Menschen intime Details über dich, mich, über unsere Familie. Dem einen oder anderen in unserer Umgebung ist es möglicherweise unangenehm, dass wir diesen Weg gewählt haben. Diese Menschen dürfen sicher sein, dass es hier nicht um Schuldzuweisungen geht. Vielmehr geht es um Verständnis und Mut. Beides ist notwendig, will man die Scheu überwinden und offen über Essstörungen reden. Lieber heute als morgen. Denn hat sie sich einmal eingenistet, wächst mit jedem Tag die Gefahr, dass sie ein ungebetener und zerstörerischer Dauergast in der Familie wird.

Zu diesem Buch

Meine Tochter hat versucht, sich das Leben zu nehmen. Ich bin die Mutter und ich bin unendlich dankbar, dass ich zur richtigen Zeit am richtigen Ort war, um es verhindern zu können.

Judith leidet an einer Essstörung, genauer gesagt an Magersucht, Anorexia nervosa. Das gesamte Denken, Fühlen und Handeln dreht sich nur noch um die Themen Essen und Gewicht. Eine Krankheit, die es nicht zulässt, ein erfülltes Leben zu führen. Sie führt unweigerlich in die Isolation. Eine Sucht, die den Mangel, den Verzicht bis zur Kasteiung, Selbstbestrafung propagiert und unmenschliche Disziplin bis in den Tod fordert. Ein Schattendasein, im wahrsten Sinne des Wortes. Lange versteckt und perfektioniert hinter einer glaubwürdigen Fassade. Wenn die Krankheit so weit fortgeschritten ist, dass wir nicht mehr wegsehen können, eröffnet sich uns eine Welt, die voller Not und Verzweiflung ist.

Diese Diagnose hat mich, ihre Mutter, in ein tiefes Loch gestürzt und gleichzeitig eine Lawine von Emotionen losgetreten: Schuldgefühle, Hilflosigkeit, Scham, Resignation, Aggression. Phasen der Selbstgeißelung haben Zeiten abgelöst, in denen ich mich wie ein am Rücken liegender Käfer empfunden habe, unfähig etwas zu tun.

Die Angst, ich muss vielleicht zusehen, wie mein Kind sich langsam auflöst, hat mich fast an den Rand der Verzweiflung gebracht. Auch wir haben, wie so viele Eltern, Partner, Freunde durch Versuch und Irrtum den Krankheitsprozess unwissentlich am Laufen gehalten. Co-Abhängigkeit passiert fast zwangsläufig. Bis man das Wesen der Krankheit erkannt hat, ist man schon mittendrin. Wir Eltern brauchen dringend Unterstützung in diesem Kampf, soll er für beide Seiten gelingen.

Hans, mein Mann, und ich waren wie vom Blitz getroffen, als wir mit der Diagnose konfrontiert wurden. Wir schaffen das nicht alleine, das war uns bald klar. Das Problem ist eine Nummer zu groß für uns. Es trifft uns am wunden Punkt, dort, wo wir am verletzlichsten sind.

Wir lieben Judith und gleichzeitig treibt sie uns in den Wahnsinn. Keine Ahnung, wie sie tickt. Wir leben mit einem Wesen von einem anderen Stern zusammen. Wir bemühen uns, nicht zu explodieren, wenn sie uns kühl auflaufen lässt. Im nächsten Moment sucht sie unsere Nähe und wir wünschen uns nichts mehr, als dass alles gut wird.

Meine persönliche Verwirrtheit und Ratlosigkeit war der Grund, warum ich begonnen habe, unsere Geschichte aufzuschreiben. Ich sage bewusst unsere Geschichte, denn wir alle sind in irgendeiner Form betroffen. Judith in erster Linie, aber auch ich als Mutter, der Vater, Geschwister, Freunde und viele andere, die in ihrem Umfeld leben. Alle sind zu Beginn vor den Kopf gestoßen, wie kann so etwas möglich sein? Judith lebt in unserer Mitte und führt ein Doppelleben? Nicht weil sie es will, sondern weil sie keine andere Wahl hat. Weil ihr die Probleme über den Kopf gewachsen sind und sie den Weg zu uns nicht findet. Die Krankheit bietet sich als scheinbare Lösung an:

„Wenn du hungerst, bist du auserwählt, etwas zu leisten, was der Großteil der Menschen nicht zustande bringt. Dann bist du etwas Besonderes, dann hast du alles im Griff."

So begann es bei Judith.

Es ist unsere ganz persönliche Geschichte und sie erhebt keinen Anspruch auf Allgemeingültigkeit. Essstörungen sind ein psychologisch facettenreiches Thema, jede Essstörung hat eine ganz individuelle Entstehungsgeschichte. Gesichert scheint zu sein, dass es einen Zusammenhang zwischen der psychosozialen Entwicklung innerhalb der Herkunftsfamilie und einer gestörten Körperwahrnehmung gibt.

Das Schweigen der Umwelt ist Nährboden für die Krankheit

Zu Beginn dachten wir, Essstörungen sind zeitlich begrenzte Phänomene, die in Krisenzeiten auftreten und eine Art Stressbewältigung darstellen. So ähnlich wie zu viel rauchen, zu viel trinken, um sich kurzfristig besser zu fühlen. Lässt der Druck nach, tritt wieder Normalität ein.

Mit der Diagnose erfuhren wir auch gleich die bittere Wahrheit: Die Magersucht ist eine psychische Störung mit einer abnormen Fokussierung auf Essen, Nahrung und Gewicht. Todesrate: ca. 10%. Danke, Herr Doktor, jetzt brauchen wir Zeit, um diese Hiobsbotschaft zu verdauen.

Um wenigstens ein wenig zu verstehen, was das bedeutet, haben wir an Selbsthilfegruppen teilgenommen, Bücher gelesen, Vorträge und Kliniken besucht. Was uns Betroffene und Ärzte immer wieder berichtet haben, ist, dass Menschen mit Essstörungen ihren Körper nach ihren Vorstellungen in eine Form zwingen wollen, anstatt ihn zu akzeptieren. Dadurch versprechen sie sich, endlich als stark und bedeutend wahrgenommen zu werden, Anerkennung und Aufmerksamkeit zu bekommen. Magersucht als Sinn des Lebens, Hungern nach Identität und Autonomie. Und nach Liebe. Das Essen wird als Werkzeug benutzt, um diese Wunschvorstellungen umzusetzen. Der ausgemergelte Körper aber zeugt von einer immer größer werdenden Entfernung aus der realen Welt.

Ich erzähle unsere Geschichte, wie wir sie erlebt haben. Ohne etwas zu beschönigen, das macht sie phasenweise etwas schwer verdaulich. Es ist eine Geschichte, gespickt mit Ungereimtheiten, Widersprüchen. Sie sind Teil der kranken Welt der Betroffenen und besonders am Beginn der Krankheit für die Umwelt nicht nachvollziehbar. Dieser Tatsache stehen wir hilflos und angsterfüllt gegenüber, unfähig, in Aktion zu treten. Geschockt wie die Maus vor der Schlange. In unserer Ratlosigkeit reagieren wir mit verständnislosem Kopfschütteln, verdeckter oder offen ausgetragener Aggression bis hin zur Ablehnung unseres Kindes.

Manchmal klingen die Beschreibungen skandalös, aber jeder, der schon einmal in Berührung mit einer der Formen von Essstörungen gekommen ist, wird zustimmen: Genauso ist es. Brutal und traurig. Unvorstellbar. Irreal. Wir sind überfordert und geschockt, wenn wir hören, dass magersüchtige Mädchen, Frauen und immer mehr junge Männer manchmal so weit gehen, Küchenrolle oder Watte zu essen, um den Magen zu füllen und dabei das Glücksgefühl haben, null Kalorien zu sich zu nehmen. Sich in Internetforen gegenseitig über die wirksamsten Strategien informieren, um zu einem möglichst niedrigen Body-Mass-Index zu gelangen. Bei einer Größe von 1,75 m und 45 Kilogramm ergibt das einen Wert von 14. Das ist bedrohliches Untergewicht und somit erklärtes Objekt der Begierde.

Das Tabu, das noch immer über dem Thema Essstörungen liegt, ist ebenfalls hinderlich. Es hat etwas Voyeuristisches, wenn man Mädchen oder Burschen sieht, die entweder bis auf die Knochen abgemagert sind oder kotzend über der Kloschüssel hängen. Darüber wird immer noch hinter vorgehaltener Hand gesprochen. Ich verstehe das, denn es trifft den Zuseher mitten ins Herz. Es sieht aus, als würde sich der Mensch auflösen, zum Skelett verwandeln. Wer schaut da gern hin?

In der Wochenzeitschrift „Die Zeit" wird in einem Artikel „Hungern als sozialer Event" beschrieben. Die Autorin beschäftigt sich mit der ProAna-Bewegung, die alles daran setzt, die Krankheit zu verherrlichen. Statt Hilfe zum Gesundwerden erhalten Mädchen und Burschen Rituale und Gebote, die sie in ihrer Sucht bestätigen. Wer Anas Freundin sein will, muss sich auch ihre 10 Gebote auf die Fahne schreiben und die haben es in sich. „Dünn sein ist wichtiger als gesund sein", heißt es da. Und „Du sollst nicht essen, ohne dich schuldig zu fühlen." *

Eines meiner größten Probleme, als mir Judith Einblick in „ihre Welt" erlaubte, war, dass ich mich darin nicht zurechtfand. Ich verstand sie einfach nicht. Sie folgte anderen Gesetzen, war für mich unlogisch, grotesk, destruktiv. Warum hältst du so daran fest, wenn sie dich unglücklich macht? Das ist doch pervers. Geholfen hat mir die Deutlichkeit, mit der meine Tochter nach und nach ihr Innerstes vor mir ausgebreitet hat. Erst als ich mich nicht mehr selbst beruhigen

*) *www.zeit.de/online/2006/34/pro-ana*

konnte mit der täglichen Valiumdosis: „Vermutlich ist alles nicht so schlimm", war ich in der Lage, aktiv zu werden.

Magersucht, Bulimie & Co sind kein cooler Lebensstil und auch kein Weg, schnell mal ein paar Kilo loszuwerden. Magersucht und Bulimie sind schwere und gefährliche Krankheiten, die mit dem Tod enden können, wenn sie unentdeckt und somit unbehandelt bleiben.

Ich schreibe ganz besonders für Familien, Partner und Freunde von Betroffenen. Wenn sie die Diagnose erfahren, sind sie oft paralysiert, so wie wir auch. Wir haben uns gefragt, ob wir vielleicht Mitverursacher der Essstörung sind. Schuldgefühle und schlechtes Gewissen sind keine guten Ratgeber. Entweder wir ziehen uns zurück, weil wir verzweifelt sind und befürchten, alles falsch zu machen. Oder wir legen ein Überengagement an den Tag, das unser Kind noch weiter von uns wegtreibt.

Manchmal ist es so einfach, auf das eigene Kind zornig zu sein, weil es uns in seiner Krankheit zu hilflosen Opfern degradiert. Geh weg, lass mich in Ruhe, aber hilf mir! Die Quadratur des Kreises, so scheint es. Und trotzdem dürfen wir hier nicht Halt machen. Wir müssen uns aufrichten, unsere Stärke mobilisieren und Halt bieten. Denn unser Kind hat seinen Standpunkt verloren und ist auf der Suche nach einem neuen Ankerplatz. Gelingen soll das mit „einer akzeptierenden, nicht übermäßig kritisierenden Haltung und vor allem mitfühlend zuhören", so wird es von Ärzten empfohlen. Um selber dazu in der Lage zu sein, müssen wir unser Kind in seinem wirren Gefühlschaos verstehen lernen. Wir müssen ihm offener denn je zeigen, dass wir es lieben. Denn die Essstörung ist der Feind. Nicht unser Kind.

Ich wünsche mir, dass diese biografische Erzählung so etwas wie ein Verständigungsmittel zwischen den Welten sein kann. Die Welt der kranken Tochter oder des kranken Sohnes und die Welt der Eltern. Es soll Sie als Eltern, Partner und Betroffene zum offenen Gespräch anregen, um das Eis zu brechen und wieder in Kontakt zu kommen. Ob es sich um Magersucht, Bulimie oder Binge Eating* handelt, alle haben gemeinsam, dass die Seele stumm vor sich hin leidet und die Betroffenen sich nichts mehr wünschen, als darauf angesprochen zu werden, und gleichzeitig nichts mehr fürchten als das.

\) siehe Anhang

Schwierig ist auch, nicht an der Schuldfrage kleben zu bleiben, sie nicht zum beherrschenden Element zu machen. Auch ich war nicht gefeit davor und stelle mir in diesem Buch häufig die Frage, wo waren die Knackpunkte, was ist schief gelaufen? Wer hatte wann wie viel Schuld auf sich geladen? Es ist in Ordnung, sich damit auseinanderzusetzen, aber wir können die Geschichte nicht umschreiben. Es war, wie es war, wir wollten das Beste für unser Kind. Jetzt sind wir aufgerufen, uns hinzustellen und Unterstützung zu bieten. Um das tun zu können, brauchen wir Kraft, Stärke und Vertrauen. Aber zuvor dürfen wir uns selber leidtun und unsere Wunden lecken.

Hier geht es nicht um die wissenschaftliche Sicht, um Fragen, wie Essstörungen entstehen können oder Ähnliches. Rund um diese Themen gibt es genügend Literatur. In diesem Buch geht es um unsere Nöte, um die codierten Hilferufe meiner Tochter, die ich erst sehr spät gehört und entschlüsselt habe. Dass wir, und viele andere Eltern auch, sehr spät reagieren, ist meist kein bewusstes, vorsätzliches Wegschauen. Wir kommen erst gar nicht auf die Idee, denn Magersucht und Bulimie sind durch Heimlichkeit und Verleugnung gekennzeichnet. Vielleicht ist es auch zum Teil Angst gepaart mit Hilflosigkeit und der Wunsch nach einer heilen Familie, die uns hindern, den ersten Schritt zu tun. Wir wollen, dass alles so bleibt, wie es ist. Doch zu einer Lösung führt es nicht, ganz im Gegenteil, es verstärkt die Essstörung noch mehr.

Möglicherweise nicken Sie an manchen Stellen, entdecken Parallelen, Ähnlichkeiten in Ihrem Umfeld. Auch wenn ich mich wiederhole, machen Sie den Anfang, eröffnen Sie das Gespräch. Auch auf die Gefahr hin, dass Ihnen Ihr Kind aus lauter Angst und Überraschung die Tür vor der Nase zuschlägt. Aber es wird das Signal verstehen und hoffen, dass Sie sich nicht einschüchtern lassen.

Nicht zuletzt schreibe ich dieses Buch auch für mich, für meine Seelen-Gesundheit. Zu tiefgreifend sind die Ereignisse, als dass ich sie kommentarlos in der Schublade ablegen könnte. Ich möchte mir damit die Chance geben, Vergangenes loszulassen, Ruhe zu finden und mich mit dem Erlebten auszusöhnen.

Einmal Hölle und zurück

Ich bin Judith, die Hauptdarstellerin wider Willen. Eigentlich ist es meine Krankheit, die Magersucht, die mich auf unangenehme Weise im Scheinwerferlicht stehen lässt.

Mama, gut kenne ich deine Motive, die dich veranlasst haben, niederzuschreiben, was uns widerfahren ist. Du ackerst die Vergangenheit durch in der Hoffnung, das Samenkorn zu finden, aus dem meine Magersucht entstanden ist. Ich weiß, es würde dir Erleichterung verschaffen, den oder die Gründe ausfindig und somit den Feind dingfest machen zu können.

Ich muss dich enttäuschen, liebe Mama, ich kann dir da auch nicht helfen. Ich weiß es nämlich selber nicht genau. Ich erinnere mich jedoch, dass ich sehr früh in meinem jungen Leben unglücklich und diesen Gefühlen mit Haut und Haaren ausgeliefert war. In mir wuchs zuerst die Vermutung und dann die Gewissheit, dass mir etwas Grundlegendes fehlt, um als vollwertiges Gruppenmitglied anerkannt zu werden. Ich begann mich damit abzufinden, dass ich ein Problemkind bin und deshalb auch mein Leben nicht so bunt und fröhlich ist wie das der anderen Kinder rundherum. Für mich war es daher ganz logisch, dass ich keinen Anspruch auf Hilfe hatte. Denn der Anspruch auf Hilfe setzt Bedeutung und einen guten Platz voraus und diese Sicherheit fehlte mir vollkommen. So habe ich begonnen, alles alleine mit mir auszumachen. Niemanden belästigen, niemandem auf die Nerven gehen. Das hat mich mit der Zeit stumm werden lassen.

Allerdings gibt es da etwas, das ich ganz stark in Zusammenhang mit meiner Krankheit bringe. Seit ich denken kann, stellte ich mir die Frage: Wer bin ich und was mache ich auf diesem Planeten? Bub oder Mädchen? Das war mein Dilemma. Ich fühlte mich keiner Gruppe zugehörig. Den Mädchen nicht, denn ich fühlte mich nicht wie ein Mädchen. Den Buben schon gar nicht, denn ich war ja keiner. Es war für mich eine persönliche Erniedrigung, weder von der einen noch der anderen Gruppe akzeptiert zu werden. Zumindest habe ich das so wahrgenommen.

Fieberhaft habe ich bei mir nach dem Grund gesucht, der mich inakzeptabel macht. Vermutlich kommt es daher, weil ich zu burschikos bin, zu derb für ein Mädchen. Ich habe mich im Spiegel kontrolliert, ja, mein Gang ist alles andere als graziös. Meine Stimme ist zu tief, mein Lachen zu laut. Vielleicht liegt es an meinen Meinungsäußerungen, die die anderen vor den Kopf stoßen und mich unbeliebt machen. Oder ist es mein unkontrolliertes Essen, das meine Gier und meine Triebhaftigkeit ans Tageslicht bringt?

So habe ich mich schrittweise in mein Innerstes zurückgezogen. Habe mich selbst verleugnet und war auf dem Weg, die Neutralität in Person zu werden. Keine Ecken, keine Kanten, nichts, was Anstoß erregen könnte. Nicht spürbar, nicht greifbar sein. Wer versucht, mir nahe zu kommen, rutscht unweigerlich an meiner spiegelglatten Fassade ab. Ich biete keine Angriffsfläche mehr. Niemand kann mich mehr verletzen. Keine Identität zu haben ist vielleicht leichter zu ertragen, also entschied ich mich dafür. Ich denke, das sind die Wurzeln, aus denen die Krankheit entstanden ist. Noch heute bin ich nicht ganz angekommen bei der Suche nach meiner Identität, vieles liegt noch im Dunkeln.

Ich begann, meinen Körper für meinen weiter anhaltenden Schmerz verantwortlich zu machen. Alles was an mir schlecht ist, kommt aus meinem Körper. Atmen, essen, ausscheiden, sexuelle Lust. Nun ist er an der Reihe. Jetzt muss ich ihn in den Griff bekommen. Die Emotionen, die aus der Seele kommen, habe ich schon aus dem Weg geräumt. Den Geist habe ich gereinigt von all den Dingen, die ich für schlecht befunden habe. Meine Gefühle habe ich erfolgreich verleugnet, jetzt sind nur mehr die nackten Fakten übrig. Aber die Triebe, die aus meinem Körper kommen, der Hunger, das Verlangen, die habe ich noch nicht unter Kontrolle. Sie sind widerwärtig und ich bin ihnen ausgeliefert. Damit muss Schluss sein. Ich muss meinen Körper als Quelle dieses Unheils bestrafen.

Ich habe die Hand gegen mich selbst erhoben. Habe meinen jungen Körper geschunden, alle Aggressionen an ihm ausgelassen. Schon als Kind habe ich mit dem Kopf gegen die Wand geschlagen, wenn ich wütend war. Meinem Bruder Johannes habe ich mit Stolz gezeigt, wie viele Haarbüschel ich mir auf einmal ausreißen kann, ohne mit der Wimper zu zucken. Das Aushalten des Schmerzes hat mich irgendwie beruhigt.

Ich denke, der echte Schmerz stand stellvertretend für alle meine eingefrorenen Schmerzen. Wenn ich mir weh tat, durfte ich für mich allein leiden, durfte mir leid tun und mich beweinen. Damals war das ganz normal, damals habe ich es als Teil meines Lebens akzeptiert.

Mama, du fragst mich oft, was ich gebraucht hätte, damit alles ans Tageslicht gekommen wäre. Auch diese Frage kann ich nicht mit Fakten beantworten, denn es änderte sich in den verschiedenen Phasen der Magersucht. Hilfe zu bekommen, das war mein allergrößter, heimlicher Wunsch und gleichzeitig hatte ich unendliche Angst davor. Ich glaube, am hilfreichsten für mich wäre gewesen, wenn mich beim ersten Verdacht jemand darauf angesprochen hätte. Dann hätte ich vielleicht die Pseudologik des Hungerns in Frage stellen können, bevor sie zu einer Überzeugung wurde und mich Selbsthass und Selbstekel in Besitz nahmen.

Diesen destruktiven Weg einzuschlagen passiert nicht einfach so. Es ist eine bewusste Entscheidung, die man treffen muss. Allerdings entscheidet man sich zu Beginn nicht für die Krankheit, sondern für ihre Versprechungen. Sie präsentiert sich wie ein Lotto-Sechser. Alle deine Träume werden wahr, ich helfe dir zu beweisen, was in dir steckt.

Außerdem ist der Glaube – oder die Hoffnung – noch weit verbreitet, dass Magersucht und Bulimie vorwiegend Krankheiten der Models und Filmstars sind. Für mich als Betroffene sind das, bei allen Gemeinsamkeiten, trotzdem zwei unterschiedliche Paar Schuhe. Die Glamourwelt der magersüchtigen Models und meine einsame, traurige Welt. Es macht mich wütend, wenn Models in mageren Körpern als Lifestyle mit einem hohen Trendfaktor vermarktet werden. Das Tragische ist die Medienwirksamkeit, es macht das Model zu mehr als nur einem Star. Es bekommt mehr Aufmerksamkeit, mehr Publicity, indem es die Krankheit in all ihren Facetten öffentlich macht.

Magersucht und Bulimie als Markenstrategie? Wir Betroffenen distanzieren uns davon. Dadurch, dass ein Medienhype entstanden ist, geht das Ausmaß der Tragik verloren. Die Öffentlichkeit bekommt den Eindruck, es sind das Geld, der Ruhm, die Schönheit, das lässt diese Frauen hungern. Der Zwang ihres Berufes. Es ist ihre persönliche Entscheidung, die sie bei Bedarf jederzeit wieder rückgängig machen können. Aber im wirklichen Leben ist es nicht so.

Hier müssen wir uns mit aller Kraft wehren. Unser Leben mit der Krankheit ist trist. Uns geht es nicht darum, so schön oder so mager zu sein wie das Model auf dem Plakat. Wir wollen uns damit nicht in Szene setzen. Wir würden uns niemals ausziehen und uns auf dem Präsentierteller zur Schau stellen. Fakt ist, wir haben den point of no return überschritten, wir sind krank! Wir sind schon so krank, dass wir nicht mehr anders können, als zu hungern. Es geht auch nicht darum, das Schöne in uns hervorzukehren, sondern darum, wie wir es schaffen, das Hässliche, das wir in uns vermuten, zu zerstören. Es ist kein Schönheitswahn, es ist ein Kampf gegen sich selbst.

Ich war 16, als die Krankheit ihre Fühler nach mir ausgestreckt hat. Zum ersten Mal in meinem Leben hatte ich einen großen Sieg errungen. Den Sieg über den Hunger. Ich bin stärker als der Trieb, essen zu müssen. Heute habe ich noch nichts gegessen und ich fühle mich großartig. Wie werde ich mich erst morgen fühlen? Zu dieser Zeit war ich nur stolz, fühlte mich endlich stark, unabhängig und bedeutend. Es war berauschend, euphorisierend. Ich nenne das die Phase 1. Zu dieser Zeit hätte mich niemand davon abbringen können, zu schön waren die neuen Gefühle. Gleich zu Beginn lernt man auch, wie man die Umwelt täuscht, wie man tut als ob. Wie man glaubwürdig bleibt, ohne zu essen. Die Gefahr, entdeckt zu werden, ist gering.

In Phase 2 wurde es quälend. Der Hunger beherrschte mich die ganze Zeit, in der ich wach war. Gab ich ihm nach und aß zum Beispiel zwei Weintrauben, befiel mich die Abscheu vor meiner Gier. Jeder Fehltritt war begleitet von Schuldgefühlen und Ekel. Einer Armee von Selbstvorwürfen und Selbsthass. Aus der Euphorie war Abhängigkeit, Zwang, Sucht geworden. Bewusst war es mir nicht. Ich hatte nicht mehr die Wahl zu essen oder zu hungern. Ich musste hungern, sonst würde mein Rest von Selbstachtung auch noch vor die Hunde gehen und dann würde der Hunger endgültig die Kontrolle über mich haben. Das bedeutet den sicheren Untergang, denn der Hunger ist der Staatsfeind Nummer eins, er ist maßlos und mit ihm kommt die ganze, selbst empfundene Grausigkeit.

In dieser Phase habe ich mir gewünscht, dass es einen Menschen gibt, der mein Leben kennt, der weiß, was ich jeden Tag durchmache, und zu mir sagt:

„Ich liebe dich, du bist mir wichtig. Komm, gib mir deine Hand und wir gehen gemeinsam Schritt für Schritt den Weg zurück in ein schöneres Leben."

Jemand, der hartnäckig ist und sich nicht einschüchtern lässt von meinem Widerstand, sondern einfach tut. Das hätte mir den ersehnten Beweis geliefert, geliebt und wichtig zu sein. Mich rettet, ohne dass ich darum bitten muss. Mich vor mir selbst rettet. Da aber niemand wusste, wie es in mir aussieht, hatte ich wenig Glauben, dass Hilfe kommt.

Je länger die Krankheit andauert, desto schwieriger wird es, Nähe zuzulassen. Es ist mir extrem schwer gefallen, daran zu glauben, dass die Menschen ehrlich an mir und an meinem Leben interessiert sind. Ich habe meine Umwelt auf maximale Distanz gehalten, ihnen nur mehr meine starre Fassade gezeigt. Ich war überzeugt, dass ihre Bemühungen nur dieser bekannten Fassade gelten, nicht aber meinem chaotischen, grausamen Innenleben. Und wehe, jemand wirft einen Blick hinein, dann wird er die Flucht ergreifen und ich werde mutterseelenallein zurückbleiben.

Phase 3 bezeichne ich als die Zerstörungsphase. Jetzt hatte ich keine Hoffnung mehr. Finde dich damit ab, für dich ist nichts mehr drin. Bestrafen, zerstören, quälen. Den Kampf habe ich verloren, mehr reduzieren kann ich nicht mehr. Mit jeder Mahlzeit, die ich zu mir nehme, wird mir mein Versagen bewusst. Mit Hilfe rechnete ich nicht mehr. Alles wurde schwächer, der Körper, die Kraft zum Kampf und zu allem Unglück zog auch noch die Depression ein. Die Vorstellung, dass mein Leben ewig so weitergeht mit Hungern, Isolation, Resignation ließ mich nach einem Ausweg suchen. Ich hatte Sehnsucht nach Frieden, Erlösung. Dass sie im normalen Leben zu finden war, konnte ich mir nicht mehr vorstellen. Also sollte mein letzter Triumph meine eigene Zerstörung sein.

Vielleicht denken Sie, dieses Kind ist undankbar. Es hat alles vom Leben bekommen, was es braucht, und geht so zerstörerisch mit diesen Geschenken um. Stößt die Menschen, die es lieben, vor den Kopf und lässt sie am eigenen Untergang teilhaben.

Die Erklärung ist einfach: Die Magersucht ließ mir keine Wahl. Sie duldet es grundsätzlich nicht, sich mit anderen Menschen zu beschäftigen. Nichts hat mehr Platz, ich war den ganzen Tag mit diesem Kampf beschäftigt. Dem Kampf gegen den Hunger, gegen mich selbst. Jede Sekunde. Als wäre tief in meinem Inneren ein unendlich lautes Rauschen, das alles übertönt. Nicht einmal ein klitzekleines Bedürfnis hatte eine Chance. Mir ist schon aufgefallen, dass die anderen leiden. Anstatt in Kontakt zu treten, machte ich mir Vorwürfe und baute mir mehr Fassaden auf, um es zu umgehen. Für Diskussion war keine Kapazität übrig, über Hungern kann man in der Phase nicht mehr reden. Eine ausweglose Situation.

Für Außenstehende ist es ist unfassbar. Für mich ist es ein schwieriger, aber kein aussichtsloser Kampf. Deshalb danke ich diesen Menschen, die an meiner Seite geblieben sind und an mich geglaubt haben. Sie haben einen großen Anteil an meinem Gesundwerden. Ihre Liebe, Standfestigkeit, Geduld und ihr Verständnis haben dazu beigetragen, dass ich angefangen habe, mich selber zu mögen und zu akzeptieren.

Es hat einige Zeit gedauert, bis ich mich in der Lage fühlte, meine Seite der Medaille zu offenbaren. Nun fühle ich mich stark genug, noch einmal mein Leben mit der Krankheit zu beleuchten. Deshalb habe ich mich entschlossen, einige meiner Tagebucheintragungen, Dialoge mit meiner Mutter und Bilder, die ich während meines Reha-Aufenthaltes in der Psychosomatischen Klinik gemalt habe, zu veröffentlichen. Ich lade Sie ein, mit mir in meine Abgründe von damals zu schauen, in der Hoffnung, einen kleinen Beitrag zum Verständnis für Betroffene leisten zu können.

Ich bin jetzt 26 Jahre alt, war zehn Jahre magersüchtig und habe mich fast auffressen lassen von der Krankheit. Es war fast wie ein Pakt mit dem Teufel. Sie versprach mir Akzeptanz und Zuneigung. Ich glaubte ihr und als ich mich ihr verschrieben hatte, hat sie mich über den Abgrund gestoßen. Ich war nie einsamer als in dieser Zeit. Als ich noch mitten in der Krankheit steckte, konnte ich mir nicht vorstellen, mich zu befreien und je wieder Freude am Leben zu finden. Jetzt, wo ich es geschafft habe, ihr den Rücken zu kehren, will ich alles daran setzen, auf dem Weg zu bleiben. Allein kann man es nicht schaffen, muss man auch nicht. Aber wollen muss man es, ganz, ganz fest.

Nichts ist mehr wie vorher. Meine Welt bekommt einen Sprung

Bis zum 21. Juli 2007 lebte ich in dem Glauben, ein ganz normales Leben zu leben. Brigitte, 51, Frau, Mutter dreier Kinder, Lebensgefährtin von Hans.

Am Samstag, 21. Juli, 14.17h platzte mein Leben mit voller Wucht aus den Fugen. Vor mir steht meine Tochter, Blut rinnt an ihren Beinen herab. Um die Arme hat sie Handtücher gewickelt. Sie zittert. Kreidebleich und mit leiser Stimme sagt sie:

„Ich möchte dir nicht weh tun ….. Bitte ruf die Rettung."

Obwohl sie deutlich spricht, verstehe ich sie nicht. Was ist passiert? Bist du in den Spiegel gefallen? Weidwund schaut sie mich an:

„Ich hab mich geschnitten."

Ich verstehe noch immer nicht. Ich zittere, rufe die Rettung. Schreie ins Telefon, sie sollen nicht so viele Fragen stellen, sollen endlich kommen.

„Schnell, meine Tochter blutet, sie braucht Hilfe."

Ich höre mein Herz in den Ohren pochen, es erinnert mich an das tiefe Rauschen des Meeres, wenn man eine Muschel ans Ohr hält.

Ich nehme sie auf den Arm, halte sie wie ein kleines Kind, das man mir jederzeit entreißen könnte. Ich bette sie auf die Couch, nehme langsam das Handtuch weg. Was ich sehe, ertrage ich kaum. Auseinander klaffende Wunden, Schnitte an den Handgelenken. Ich starre in die Tiefe, habe das Gefühl, ich kann in das Innere meiner Tochter blicken. Helles Blut quillt hervor, ich sehe die Hauptschlagader, sie pumpt Blut durch den Körper, als ob nichts wäre. Ich bete, dass sie nicht verletzt ist.

Ich laufe in die Küche, grün-weiß karierte Geschirrtücher wickle ich fast zornig um die Handgelenke, so als müsste ich verhindern, dass meine Tochter offen herumliegt. Preisgegeben. Ich sehe, wie sie mir davongleitet, kurz davor ist einzuschlafen. Sie hat Tabletten genommen. Die Rettung braucht ewig, am liebsten würde ich mir den Schmerz laut von der Seele brüllen.

Vor ihrem Zimmer am Boden liegen ein Abschiedsbrief und acht Tagebücher, fein säuberlich aufgestapelt. Ich wage nicht die Tür zu öffnen, um zu sehen, wie viel Blut sie verloren hat, es geht nicht.

Die Rettung ist da. Ich darf nicht weinen. Muss stark sein für sie. Sie soll sich nicht um mich sorgen. Mir ist schlecht. Und kalt.

Während der Fahrt ins Krankenhaus schwirren Bilderfetzen durch meinen Kopf, lassen sich nicht zusammenfügen zu einem Gesamtbild. Wir hatten doch heute einen ganz angenehmen Tag, Hans, Judith und ich. Judith war heute sogar besonders freundlich. Hat sich am Morgen zu uns ans Bett gesetzt, wir haben über unsere Tagespläne geredet. Dann war sie einkaufen, später ist sie zu uns in den Garten gekommen, hat mit uns Kirschen gegessen. Ist in den Pool gesprungen, ganz nackt, das war sonderbar, es hat mich irritiert. Mager und knochig hat sie sich aufrecht vor uns hingestellt. Sollten wir sie so in Erinnerung behalten? Schaut mich an: 1,71 m groß, 44 kg leicht. Verzweifelt.

„Ich gehe jetzt in mein Zimmer hinauf, ziehe mich zurück",

das waren ihre letzten Worte. Es hat nicht viel gefehlt und dieser Satz hätte sich für alle Ewigkeit in mein Herz, in meine Eingeweide eingebrannt und mich bis an mein Lebensende gequält.

Ich dachte, ich weiß, was Verzweiflung bedeutet. Ich wusste es bis dahin nicht. Wenn deinem Kind etwas von außen zustößt, ein Unfall, eine Krankheit, ist es furchtbar, dennoch ist es höhere Macht. Und das vermag im Laufe der Zeit etwas Trost zu spenden. Wenn dein Kind keinen Sinn mehr im Leben findet und alle Energie darauf verwendet, einen endgültigen Abgang zu finden, ist die Verzweiflung grenzenlos.

Ich habe meine Kinder geboren und ihnen damit das Tor zur Welt geöffnet. Ganz selbstverständlich bin ich davon ausgegangen, dass sie es kaum erwarten können, das Leben zu erobern, ihren Platz zu sichern: erste Reihe fußfrei. Ich habe mir vorgestellt, dass ich stolz sein werde, ihnen zuzusehen, wie sie mich links überholen, ihren eigenen Weg gehen und glücklich sind. Das war und ist überhaupt das Wichtigste für mich, dass sie in der Lage sind, glücklich zu sein. Mit welchem Lebenskonzept auch immer.

Judith wird im Krankenhaus erstversorgt, die Schnitte genäht. Mit dicken Verbänden an den Handgelenken, die eine deutliche Sprache sprechen, wird sie in die psychiatrische Klinik gebracht, Zufluchtsort für kranke, geschundene Seelen.

Diagnose: Anorexie nervosa. Hochgradig depressiv.

Als ich mit dem Taxi nach Hause fahre, weiß ich, dass nichts mehr so sein wird, wie es war. Ab sofort wird die Zeit eingeteilt sein in ein Vorher und ein Danach. In diesem Augenblick bin ich nicht sicher, ob ich mich mehr von dem Vorher fürchte oder ob es das Nachher ist, was mir Angst macht. In jedem Fall gibt es hinter der glatten Fassade eine Geschichte, vielleicht sogar eine Tragödie, die Judith bis zum heutigen Tag vor der Welt verborgen hat und die nun aus ihr herausdrängt. Mit dem ganzen Mut der Verzweiflung.

Zuhause angekommen nehme ich meinen ganzen Mut zusammen und öffne die Türe zu Judiths Schlafzimmer. Ich will ganz nah bei ihr sein, ihren vertrauten Geruch riechen, ihr T-Shirt an mich drücken. Blut habe ich erwartet, darauf war ich gefasst. Aber was ich auf ihrem Nachttisch sehe, versetzt mir einen Schock. Dort stehen eine Schale und ein Teller. Die Schale ist bis oben hin gefüllt mit Schokolade und Süßigkeiten. Auf dem Teller liegt die Hälfte eines Mohnsemmerls, dick mit Butter bestrichen. Das letzte Abendmahl. Ich spüre die Druckwelle, die mich erfasst, nach unten drückt und mir keine Luft zum Atmen lässt.

Später wird mir Judith erzählen, dass erst der nahe Tod es möglich gemacht hat zu sündigen, Verbotenes zu essen. Noch ein einziges Mal wollte sie ihrer Lust nachgeben und das essen, was sie sich so viele Jahre verweigert hat. Ein letztes Mal die Süße des Zuckers auf der Zunge schmecken und die Lieblingsjause aus Kindertagen essen: ein frisches Buttersemmerl. Danach würde sie sterben und das muss auch so sein. Denn es ist undenkbar, mit diesen Todsünden im Magen weiter zu leben.

Ich bin die Mutter. Ich sollte mein Kind kennen. Sollte mein Kind „fühlen". Zu diesem Zeitpunkt ist Judith 24 Jahre alt, studiert an der Fachhochschule und lebt in einer netten Wohnung in derselben Stadt. Wir sehen uns regelmäßig, mindestens einmal die Woche. Dann trinken wir Kaffee, unterhalten uns, manchmal gehen wir shoppen. Ich habe Freude daran, ihr etwas zu schenken. Ich mag den fröhlichen, weichen Gesichtsausdruck, wenn Sie ein Kleidungsstück gefunden hat oder Schuhe, etwas, das sie sich selbst nicht leisten würde. Dann strahlt sie mich an, ich liebe das, weil es ist selten. Genauer gesagt, äußerst selten. Viel öfter zeigt sie – wie nennt man das beim Kartenspielen, wenn man mit keiner Miene verraten will, was in einem vorgeht? Ja, ein Pokerface. So kannten wir Judith. Niemals wütend, aggressiv. Das Stimmungsthermometer auf Normaltemperatur, keine Schwankungen. Angenehm für die Umwelt. Keine Auffälligkeiten, eine glatte Oberfläche. Natürlich haben wir das bemerkt und es falsch interpretiert. Wir hielten Judith für taff, über den Dingen stehend. Aufgewachsen mit zwei Brüdern hat sie vermutlich mehr die männlichen Verhaltensweisen übernommen. Im Geheimen war ich sogar froh darüber, denn so würde sie in einer Männer dominierten Welt die Nase vorn haben. Weit gefehlt, kilometerweit.

Es fällt mir nicht leicht, anzuerkennen, dass Judith zwei Leben gelebt hat. Ein angepasstes, wenn sie im Licht der Öffentlichkeit war, auf der Uni, in der Familie, mit Freunden zusammen. Sie hat unsere Erwartungen erfüllt, oftmals sogar übertroffen. Ein intelligentes, zielorientiertes Mädchen, das keinen Anlass zu Ärger oder Sorge gibt. Wunderbar. Wir waren stolz auf sie und auch auf uns. Die Erziehungsleistung ist geglückt, sie raucht nicht, fährt nicht betrunken Auto, nimmt keine Drogen.

Und doch ist das nicht alles. Denn sie führt ein Zweitleben, scharf abgegrenzt vom „normalen" Leben. Ein in sich selbst zurückgezogenes, niemand sonst hat Zutritt. Und das Unfassbare daran ist, dieses Leben bezeichnet sie als ihr „richtiges Leben". Sie hat es sich erschaffen. Hier fühlt sie sich sicher, bestimmt die Regeln; sie ist die uneingeschränkte Herrin im Haus.

Bis heute habe ich es nicht wirklich geschafft, zu verstehen, dass sich vor unseren Augen Judith in eine andere Welt flüchtet, weil diese Welt, in der sie lebte, keine schöne, erstrebenswerte war. Dass sie mechanisch weiterfunktionierte nur für das Ziel, in ihrer Zweitwelt die Hauptrolle zu spielen und darin die ersehnte Bestätigung zu finden. Endlich etwas wert zu sein.

War unser Leben eine Lüge? Waren wir blind den Anzeichen gegenüber? Habe ich als Mutter versagt? Welche Rolle kommt dem Vater zu? War die Scheidung der Auslöser oder ist es eine genetische Disposition? Klappt vielleicht eine Schaltung im Gehirn nicht so, wie sie sollte? Oder war es doch der Schönheitswahn, der Glück und Selbstbewusstsein versprochen hat? Oder etwas ganz anderes?

Tage- und nächtelang habe ich diese zermürbenden Fragen durchgekaut in der Hoffnung, auf plausible Erklärungen zu stoßen. Erklärungen, die mir dieses Geschehen logisch zugänglich machen sollten. Gleichzeitig hatte ich unsagbare Angst, dass das Urteil: „Schuldig im Sinne der Anklage. Die Mutter hat versagt“ lauten würde. Viele Mütter, ich inbegriffen, neigen dazu, dass wir vieles, was missglückt, mit uns in Verbindung bringen. Nein mehr noch, dass wir uns für Gelingen und Nicht-Gelingen verantwortlich fühlen. Ganz oft reagiert unsere Umwelt zustimmend darauf, denn damit sind vorerst alle aus dem Schneider.

Nur ganz so einfach ist es nicht. Meiner Tochter war das Leben eine Last. Wie ist es dazu gekommen, über all die Jahre? So still und auf leisen Sohlen. Das Schreiben ist mein individueller Bewältigungsversuch, die Vergangenheit anzunehmen, die Gegenwart zu gestalten und auf eine gute Zukunft zu vertrauen. Es ist mir ein Anliegen, die Angehörigen zu ermutigen, das Problem beim Namen zu nennen, offensiv zu werden, Hilfe zu suchen. Wenn Sie beginnen, über die Essstörung offen zu reden, werden Sie bemerken, wie viele Betroffene es gibt. Sie sind nicht allein mit ihrem Problem.

Ich erzähle Ihnen Szenen aus unserem Leben mit Judith und der Magersucht, wie ich sie erlebt habe und wie ich darüber denke. Judith hat sich bereit erklärt, ihre Sicht der meinen hinzuzufügen. Und ihre Nöte, Ängste und Zweifel dazu. Zwei Seiten derselben Medaille. Unser beider Wunsch ist, Ihnen Einblick in unsere persönlichen Welten zu gewähren. Die eine weiß wenig oder nichts von der anderen. Das ist aber dringend notwendig, wollen wir wieder in aufrichtigen Kontakt zueinander treten. Wir möchten dazu beitragen, verständlicher zu machen, was auf den ersten Blick unverständlich scheint.

Wie können wir verstehen, dass unser Kind nicht mehr isst? Oder sich alles, was greifbar ist, hineinstopft, bis ihm schlecht ist, und anschließend heimlich ins Klo kotzt? Und dass es sich, so zynisch das klingt, auch noch stark und mächtig dabei fühlt? Das letale Ende einkalkuliert als wäre das eine Belohnung, eine Auszeichnung nach all den Mühen? Ist das Provokation? Hilflosigkeit? Resignation?

Sicher ist, dass uns jetzt unser Kind braucht, um aus diesem Teufelkreis aussteigen zu können. Was können wir beitragen? Wir, die verzweifelt sind und uns allein gelassen fühlen zwischen Kummer, Hilflosigkeit, Wut und Scham? Wir wundern uns, dass die Welt sich weiter dreht, als wäre nichts geschehen, obwohl unser Kind sich langsam aber stetig ins Schattendasein hungert.

Ich behaupte, wir Mütter sind oft die Ersten, die spüren, dass etwas nicht im Lot ist. Schön, wenn wir den Mut finden, den Finger auf die Wunde zu legen, auch auf die Gefahr hin, dass wir auf erbitterten Widerstand stoßen. Denn ich bin sicher, auch wenn unser Kind es nicht sagen kann, es will gesehen werden in seinem Schmerz. Die verschlüsselte Sprache zu verstehen ist, zugegeben, verteufelt schwer.

Ich möchte den Vätern nicht zu nahe treten, keinesfalls. Ich bin sicher, es gibt Väter, die sich engagieren und ihre bedeutende Rolle in dieser Geschichte erkennen und danach handeln. Die eine verlässliche Stütze sind und aushalten, wenn unter schmerzhaften Geburtswehen eine neue Ordnung hergestellt wird. Die ihrem Kind spüren lassen, dass sie es lieben, auch wenn es nicht „passt". Die Elternschaft nicht wie einen Mantel an der Kasse abgeben, wenn es schwierig wird.

Helfen können wir unseren Kindern nur, wenn es uns gelingt, dass wir sie in ihrer Welt besuchen, uns dort umsehen dürfen und mit ihnen fühlen. Unsere Vorbehalte, unseren Ärger und unsere Besserwisserei müssen wir draußen lassen. Müssen uns dem Zuhören hingeben und das Risiko eingehen, dass wir danach mehr als irritiert sind. Unseres sicheren Weltbildes und damit unserer Eloquenz beraubt. Nur so haben wir eine Chance, dass wir wieder zu Vertrauten, zu Wegbegleitern werden.

Wann haben wir es verloren, das Vertrauen unseres Kindes? Wann hat unser Kind beschlossen, dass wir nicht mehr wissen dürfen, was in ihm vorgeht? Gab es den einen gravierenden Auslöser oder waren es einzelne Puzzleteile, Kränkungen zur falschen Zeit am falschen Ort?

Womit waren wir so beschäftigt, dass wir die Veränderung nicht realisiert haben? Irgendwann gab es jedenfalls eine Zeit, da wurde aus der wehrhaften Judith, die ihre Gefühle auslebt, eine ganz stille. Die sich jeden Tag ein Stück mehr in Schweigen einwickelt, so langsam, dass es im Trubel des Alltags untergeht. Die Hülle ist dieselbe, aber darunter versucht die Krankheit Fuß zu fassen.

Wir sind doch eine ganz normale Familie, oder?

Der 5. August 1982 war ein großer Tag für mich. Die Zwillinge Judith und Johannes kommen gesund zur Welt. Als ich aus der Narkose erwache, liegt nur Johannes im Bettchen. Judith haben sie gleich nach dem Kaiserschnitt ins Kinderkrankenhaus gebracht, in den Inkubator zur Überwachung. So begann unser Leben als Mutter und Tochter: getrennt in den ersten fünf Lebenstagen. Ich habe sie sehr vermisst, denn ich habe mir sehnlichst eine Tochter gewünscht. Nun hatte ich sie, meine Familie, zwei Söhne, eine Tochter. Wunderbar.

Seit ich denken kann, wollte ich Kinder haben. Zwei vielleicht, jedenfalls mehr als eins. Ohne Geschwister aufzuwachsen kann sehr einsam sein, ich habe es erlebt. Vor allem dann, wenn die Eltern in ihre eigenen Geschichten so verwickelt sind, dass sie die meiste Energie für sich selber brauchen. Ich wollte es besser machen als meine Eltern.

Judith war der Schwarm aller. Große, dunkelbraune Rehaugen, ein Mund wie eine Herzkirsche so prall und rot. So eroberte sie die Herzen in Minutenschnelle. Sie war ein fröhliches Kind, quicklebendig und kreativ dazu. Eine charmante Mischung. Schon früh war ihr Berufswunsch klar, sie wollte malende Bäuerin werden. In der Natur mit den Tieren leben und malen. Talent dazu hatte sie. Außerdem war Judith Zeit ihres Lebens eine Querdenkerin. Vorgefasstes zweifelte sie grundsätzlich an, viel lieber ging sie mit kindlicher Entdeckerlust den Dingen auf den Grund. Wir konnten ihr nicht glaubhaft vermitteln, dass unsere Couch mit Schaumstoff gefüllt war. Also nahm sie ein Stanleymesser und schnitt den Bezug auf, um erstaunt festzustellen, dass wir diesmal recht hatten.

Judith hatte Temperament. Sie kam schnell in Rage und mehr als einmal schleuderte sie ihre Gummistiefel ihren Brüdern hinterher. Das brachte ihr von allen Seiten Respekt ein, besonders von meiner Seite. Sie hatte genau das, was ich mir in meinem Leben hart erkämpfen musste, den „Ich lass mir nichts gefallen"-Willen. Ich sah mit Wohlgefallen, dass sie sich ihrer Haut zu wehren wusste.

Der erste gravierende Einschnitt in unser Leben war, dass mein Mann und ich uns entschlossen, die Ehe zu beenden. Einvernehmlich. Erich wollte frei sein, er hatte die Last der Verantwortung für drei Kinder, eine Frau und einen Hund unterschätzt. Ich wollte einen richtigen Mann und kein großes Kind. Die Jugendliebe war den Herausforderungen nicht gewachsen. Judith war damals drei Jahre alt.

Hier bietet sich die Chance zu sagen: Das ist es! Diese Trennung hat die Kinder traumatisiert. Und das Mädchen ganz besonders. Wie man weiß, ist die Tochter-Vater-Bindung von essentieller Bedeutung.

Ja, das wäre möglich, dass der schmerzhafte Schnitt in die Kinderseele großes Unheil angerichtet hat. Wie hätten wir den Schock abfedern können? Wäre es anders gekommen, wenn der Vater die Beziehung nach der Scheidung gepflegt hätte? Wenn er ihr seine Liebe, seinen Stolz spüren hätte lassen können? Wenn seine Tochter seine Prinzessin geblieben wäre? Vermutlich war auch ich in der Zeit nach der Trennung mit den Versorgungstätigkeiten zu beschäftigt, um auf meine Kinder so einzugehen, wie sie es gebraucht hätten.

Wild entschlossen, mich als alleinerziehende Mutter zu bewähren, schob ich alle Zweifel, ich könnte scheitern, beiseite. Nur in der Nacht bekam ich manchmal Besuch von dunkelgrauen Phantasien. Was ist, wenn der Vater die Alimente nicht bezahlt, sich ganz aus dem Staub macht? Was tun, wenn die Kinder krank sind, nicht in die Krabbelstube können und ich keine Rücksicht darauf nehmen kann, weil ich unseren Lebensunterhalt verdienen muss? Wo ist mein Netz? Wer fängt uns auf, wenn wir zu fallen drohen?

Die Kinder führten sich auf, wie sich kleine Kinder aufführen, die plötzlich mit einer Entscheidung leben müssen, die sie sich nicht ausgesucht haben. Ihren Persönlichkeiten entsprechend ruhig in sich gekehrt, angepasst bis patzig, aggressiv, herausfordernd.

Wo ist der Papa? Wann kommt er? Leider, Kinder er hat keine Zeit. Er muss sich vom Trennungsschmerz erholen. Er ist arm. Ärmer als ihr. Habt Verständnis und nehmt mit mir vorlieb. Mutter sein ist in dieser Situation ein beschissener Job. Warum werden abwesende Väter zu Helden, die, wenn sie sich einmal in drei Monaten blicken lassen, mit Kniefall bedankt werden? Das Eis, das er ihnen kauft, löst noch Wochen später standing ovations aus. Im Klassenaufsatz wird es als Event niedergeschrieben, Papa war mit uns im Tiergarten und nachher war uns schlecht. Wie so viele alleinerziehende Mütter war ich überfordert. Ich glaube, hier machte ich einen Kardinalfehler. Ich versuchte, ab sofort Mutter und Vater zu sein. Abwechselnd oder wenn möglich gleichzeitig. Den fehlenden Teil so zu ersetzen, dass die Kinder gar nicht merken, dass er fehlt. Ein sinnloses Unterfangen, genährt von Schuldgefühlen (ich hab den Kindern den Vater genommen) und einem Anflug von weiblichem Größenwahn (ich bin der Fels in der Brandung, ich mach das schon).

Bald darauf lernte ich Peter kennen, ich verliebte mich mit Pauken und Trompeten in ihn. Dieser elegante, erfolgreiche Mann begehrt mich, eine Frau mit Augenringen von durchwachten Nächten und Schwangerschaftsstreifen. Bewundert mich, findet mich toll, sexy, einzigartig. Macht mir Komplimente, schwärmt von einer gemeinsamen Zukunft. Pretty woman mit drei Kindern, von denen zwei noch in die Windeln machen? Meine Sehnsucht nach einer tiefen Bindung war groß, ich war wie betäubt. Heute weiß ich, ich hätte es langsam angehen, von Wolke sieben herabsteigen und eine Vermessung meiner Welt machen sollen.

Es fiel uns verteufelt schwer, die romantische Idylle: „Ab jetzt sind wir eine glückliche Familie“ zu leben. Zu groß war für Peter der Kulturschock vom exzentrischen Single zum Stiefvater. Und trotzdem heirateten wir. Wie so viele Paare, die hoffen, dass die Ehe ein Zusammengehörigkeitsgefühl schaffen möge, das die Probleme neutralisiert. Ich war beseelt von dem Wunsch, es diesmal zu schaffen. Eigentlich war es mehr als ein Wunsch, es hatte etwas von Besessenheit. Ich glaubte fest, dass es meine Aufgabe sei, die Rahmenbedingungen so zu gestalten, dass alle glücklich sind. „Frauen sind für die emotionale Seite zuständig“, ein verführerisches Statement, dem wir Frauen nur zu gerne auf den Leim gehen. Ich auch. Peter war ebenfalls der Ansicht, Gefühle sind weiblich und hielt sie sich tunlichst vom Leib. Macht, Autorität, sagen, wo es langgeht, das ist männlich, das war sein Revier. Habe ich Judith eine hilflose Frauen-Rolle vorgelebt?

Da ist schon was dran, liebe Mama. Ich gebe zu, ich hasste deinen neuen Mann. Während der Zeit eures Zusammenlebens habe ich immer mehr die Hoffnung aufgegeben, dass er mich lieb gewinnen könnte. Nun wird er auch noch mein neuer Stiefvater, das hat mich vollends resignieren lassen. Ich muss damit klarkommen, niemand darf merken, wie sehr ich ihn ablehne. Ich darf mich nicht dagegenstellen, sonst stellt sich die Familie gegen mich. Du hast dich von ihm in den Hintergrund drängen lassen, er hat bestimmt, was passiert. Er hat mich herablassend behandelt und mich oft gedemütigt. Ich hätte mir so gewünscht, dass du dich vor ihn hinstellst und sagst: „Nein, so gehst du nicht mit meinem Kind um. Das lasse ich nicht zu." Warum hast du nicht auf den Tisch gehaut?

Kinder haben heißt Glück und guten Nerven haben

Ich glaube, es ist an der Zeit, einen kurzen Abstecher zu machen. Ich möchte erzählen, was meine Kinder für mich bedeuten. Gewaltig viel. Kinder zu haben ist für mich etwas Leben-Umspannendes, ein wesentlicher Sinn meines Lebens. Das Menschwerden hautnah mitzuerleben, die Persönlichkeit reifen zu sehen, dabei zu sein, wenn sie das Leben erobern, das wollte ich.

Und natürlich, vieles besser machen. Fast alles. Sendungsbedürfnis spielte auch eine tragende Rolle, geboren aus meinen Erfahrungen. Kindern ein warmes Nest zu geben, Sicherheit, Liebe und dabei selber spüren, dass das Leben ein großartiges Geschenk ist, das es lohnt, auszupacken, weil sich erst dann seine ganze Fülle erschließt.

So ging ich an die Sache heran, ziemlich naiv, denn ich dachte, die Fähigkeit zum erfüllten Leben mit Kindern wird mit dem Frausein mitgeliefert. Als Gen. Heute weiß ich, manchmal ist es harte Knochenarbeit, alle Bedürfnisse unter einen Hut zu bringen. Wenn es heiß hergeht, ist man auf sich selbst zurückgeworfen, dann kann man nur aus seinen Quellen schöpfen. Und begnadet sind jene, die nicht nur ihre eigene Quelle anzapfen müssen, sondern ein Umfeld haben, das sie nährt und unterstützt.

Das war mir nicht vergönnt. Die Ausnahme war meine Schwiegermutter, die ich über alle Maßen schätze. Ihr verdanke ich Unterstützung, ein offenes Ohr und ruhige Stunden, in denen ich mich erholen konnte und meine Kinder gut aufgehoben wusste. Mein aufrichtiger Dank ist dir sicher, liebe Dita. Ich habe erlebt, wie einsam es ist, mit den Problemen allein zu sein. Das friert die Seele ein, aus Überforderung und Hilflosigkeit. Macht taub für die feinen Töne und Kinder können oft nicht lauter rufen.

Unsere Familienzusammenführung wollte nicht so richtig in Gang kommen. Ich hielt es für Anfangsschwierigkeiten, gepaart mit Ablehnung des neuen Partners, alles schon gelesen in Selbsthilfeliteratur. Nicht außergewöhnlich, eher ein Trend in Zeiten hoher Scheidungszahlen.

Ich bemühte mich, wie ich es gelernt, geprobt und verinnerlicht hatte, es allen recht zu machen. Dem Hund inklusive. Ich sehe Sie als Leserin oder Leser schmunzeln. Als Frau werden sie vielleicht nickend zustimmen, gut kennen Sie diesen Anspruch und die Aussichtslosigkeit der Bemühungen. Als Mann werden Sie deshalb lächeln, weil Ihnen das niemals einfallen würde. Aber, leben Sie in einer solchen Beziehung, erleichtert das Ihr Leben. Und verringert und delegiert die Verantwortung.

Es wäre allerdings zu einfach, den Männern allein die Schuld daran zu geben. Wir Frauen und Mütter sind – oft unbewusst – Mitspieler in diesem System. Vielleicht sind das noch die Relikte eines auslaufenden Modells: Aufopfern, Erwartungen, Aufgaben erfüllen, das Eigenleben auf ein Minimum reduzieren. Dazu fehlende Anerkennung und wenig soziale Kontakte. Mit von der Partie das schlechte Gewissen: ich sollte, ich müsste, das geht doch nicht. Ein brauchbares Modell von verantwortungsvoller Partner- und Elternschaft fehlt, also versuchten wir durch Versuch und Irrtum herauszufinden, wie es gehen könnte. Auch ich habe nicht gelernt, Grenzen zu setzen. Grenzen sind aber notwendig, um unseren blühenden Garten vor der herumtrampelnden Elefantenherde zu schützen.

„Ich muss hier weg.“ Judiths Suche nach dem richtigen Platz beginnt

Ich war so in meinem rastlosen Tun verankert, dass ich nicht bemerkte, was sich bei Judith vollzog. Nein, ganz so war es nicht. Bei der Wahrheit bleiben, auch wenn es nicht angenehm ist. Ich sah sehr wohl, dass es ihr nicht gut ging.

„Mama, mir ist übel.“

Jeden Abend dasselbe Ritual.

„Ich kann nicht schlafen.“

Wochen, Monate vergingen, ich verstand ihre Sprache nicht.

Ich halte das nicht mehr aus. Mag nicht mehr mit Peter zusammenleben, er behandelt mich schlecht. Dann fühle ich mich minderwertig und klein. Nichts kann ich richtig machen. Ich soll still sein, den Mund halten. Ich gebe mir so viel Mühe, das Richtige zu tun, aber es gelingt mir nicht. Ich habe Papa gefragt, ob ich bei ihm wohnen kann. Er hat ja gesagt. Es ist meine letzte Chance, ich hoffe, es geht mir bei ihm besser.

Mein Bauch meldete sich zu Wort und sagte, du bist nicht glücklich. Deine Kinder waren auch schon fröhlicher. Also, tu was, beweg dich, lass dir was einfallen.

Bevor mir was einfiel, fiel meiner Tochter ein, uns zu verlassen. Unbarmherzig konfrontierte sie mich mit der Hiobsbotschaft:

„Ich will zu Papa ziehen.“

Meine zwölfjährige Tochter hat den Mut, sich vor mich hinzustellen und mir trotzig ihre Entscheidung zu präsentieren. Diskutieren zwecklos. Sie hatte sich schon mit Papa arrangiert. Weltschmerz umfasste mich, es war viel zu früh, mich von meiner Tochter zu trennen. Warum entschied sie sich für ihren Vater, der nur selten in Erscheinung trat? Der ihren Geburtstag und zu Weihnachten das Geschenk vergaß? Der ihr nicht das Gefühl gegeben hat, etwas Besonderes zu sein. Zu ihm wollte sie mit fliegenden Fahnen überlaufen?

Waren vielleicht seine neue Frau, sein neues Haus die Attraktion?

Eine neue Familie, ein neues Glück? Hätte ich daran geglaubt, hätte ich sie leichteren Herzens ziehen lassen können. Aber das tat ich nicht. Ich schleppte sie zum Psychologen in der Hoffnung, er hilft mir, dass Judith ihren Irrtum erkennt. Doch ich hatte mich gründlich getäuscht. Der Psychologe war der Meinung, dass es ganz normal ist, dass Mädchen in der Pubertät den Wunsch haben, zu ihrem Vater zu gehen. Es ist ihr gutes Recht und ich solle sie in Liebe ziehen lassen. Er gab mir noch einen Trost mit auf den Weg, der hieß: „Ihre Tochter geht nicht von Ihnen weg. Sie geht zu Ihrem Vater hin". Der Meinung war ich absolut nicht und das tat mir weh. Meine Felle sind mir davongeschwommen, also kapitulierte ich. Der Schmerz, dass ich es nicht geschafft hatte, ihr ein Zuhause zu bieten, schnitt mir tief ins Mutterherz. Peter sah das pragmatisch, die Brüder dachten sich ihren Teil und verbargen ihn vor mir.

Das Leben ging weiter, das Leben geht immer irgendwie weiter. Wenn man durch die Stadt geht, ist alles, wie es immer war, die Leute gehen ihrer Wege und tun so, als ob nichts wäre. Dabei hat sich gerade mein Leben so radikal verändert. Wieso schlägt nicht der Blitz ein oder die Erde tut sich auf und verschlingt alle glücklichen Menschen?

Mir fällt gerade auf, dass ich eine vorwiegend traurige Geschichte erzähle. Von verpassten Gelegenheiten und unzähligen Versuchen, Glück herzustellen.

Ich erinnere mich jedoch auch an gute Zeiten, in denen ich meine Kinder ausgelassen, fröhlich, fast nicht zu bändigen, erlebt habe. Eine Dreier-Bande, die immer zusammengehalten hat. Wer hat das angestellt? Niemand, keine Ahnung, wir waren es nicht. Verpetzt wurde grundsätzlich nicht, lieber kollektiv die Strafe ausfassen. Ins Geschäft Eis holen gehen und anschreiben lassen, weil kein Taschengeld mehr übrig ist. Hund, Katzen, Kinder, ein übermütiges Gespann, das im Garten herumtollt und bis über beide Ohren verdreckt in die Küche stürmt. Mama, wir haben Hunger.

Ferien am Bauernhof, den ganzen Tag im Stall verbringen, Kühe füttern, neben Franzl auf dem Traktor sitzen und in aller Herrgottsfrühe Gras holen fahren. Dabei sein, wenn in der Nacht ein Kalb auf die Welt kommt. Auf dem Pferd reiten mit stolz geschwellter Brust,

Mama schau her, was ich kann. Schnee essen, Sacklrutschen am Kalvarienberg, für den Schulweg ewig lang brauchen und in jede Latschen hupfen, dass es nur so spritzt. Im Feuereifer die Schultasche unterwegs stehen lassen, irgendwer wird sie schon nachbringen. Selber Haare schneiden nach Pumuckl-Art. Am Heuboden Verstecke bauen, jede Menge Schokolade, knallroten Huba buba essen und endlos Micky Mouse lesen. Keckserl backen, dabei fast den ganzen Teig essen und den Rest so lange kneten, bis er grau ist. Mit bunten Liebesperlen verziert waren das die wunderbarsten Kekse der Welt.

Das waren jene Momente, in denen ich sehr glücklich war. Turbulentes Leben rund um mich. Ich hätte locker mehr davon vertragen.

Zurück zu Judith. Sie lebte beim Vater, kam am Wochenende zu Besuch. Mit der Zeit verwandelte sie sich optisch. Rasierte sich ihre langen Haare bis auf eine Glatze ab. Kaufte sich Klamotten, die von mir eine hohe Toleranzschwelle erforderten. Dunkelgrau, dunkelbraun, schwarz, unförmig. Schwere Bubenschuhe dazu. Sie hatte einen wunderschönen Busen, einen runden Po und wohlgeformte Beine. Ein wunderschönes, weibliches Mädchen. Nun wurde ihre Figur zusehends flacher. Ich schob es auf die unvorteilhaften Flattergewänder, die jede Silhouette zerstören. Was hätte ich sonst denken können?

Mein Leben ist eine Baustelle

Wer bin ich? Meine Schulkolleginnen haben so viel Spaß miteinander. Ich gehöre nicht wirklich dazu, fühle mich wie ein Fremdkörper. Gestern haben Karina und ich unsere Jeans getauscht und probiert. Ich habe die Hose von Karina nicht einmal über meine Oberschenkel ziehen können. Ich bin zu dick!! Das kommt wahrscheinlich daher, dass ich mehr als die anderen esse. In der Mittagspause esse ich eine Packung Pringles, die anderen essen einen Apfel. Bin ich eklig, weil ich so viel in mich hineinstopfe? Ist das der Grund, warum ich von den anderen nicht akzeptiert werde? Ich muss das abstellen, muss lernen, mich zu kontrollieren. Wenn ich dieses Animalische an mir unterdrückte, würde ich mich dann besser fühlen? Mehr dazu gehören?"

Judith ist eine gute Schülerin. Sie erfüllt ihre Aufgaben gewissenhaft mit hohen Ansprüchen an Perfektion und Leistung. Kann einen ganzen Nachmittag über ihren Büchern sitzen und lernen. Ihr Bruder Johannes ist eher der Laissez-faire-Typ. Nimmt das Leben leicht, will möglichst viel Spaß haben. Beim Mittagessen isst er zuerst die guten Sachen vom Teller. Denn, so sagt er, sollte ihm der Himmel auf den Kopf fallen, hat er das Beste gehabt. Judith ist viel ernster, ist schnell gekränkt. Vielleicht ist es der Pubertäts-Weltschmerz, den sie gerade durchlebt.

Ich wollte abnehmen. Der Wutzel am Bauch musste weg, denn er lässt alle erkennen, wie wenig ich mich unter Kontrolle habe, meine Triebe, meine innere Hässlichkeit. Ich habe zwar Diäten studiert, aber es ging mir nicht um eine zeitlich begrenzte Gewichtsabnahme. Ich wollte keine Diät machen, bei der es ein Limit gibt und ich danach meinem Hunger wieder nachgeben muss. Ich musste meinen Trieb zu essen ganz und für immer abstellen.

Gleich zu Beginn habe ich damit experimentiert, wie viel Essbares ich weglassen konnte. Konsequent jeden Tag ein Stück weniger essen und genau darüber Buch führen. Biologisches Idealgewicht war mir egal. Ich wollte mein absolutes Minimalgewicht erreichen. Alles andere ist ja Durchschnitt und dann habe ich erst nichts Besonderes an mir. Es ging mir um eine ganz spezielle, herausragende Leistung, die mir Bewunderung einbringt. Ein BMI zwischen 20 und 25 ist uninteressant, meiner sollte so weit unter 20 liegen, wie nur möglich. Maximales Untergewicht war mein Ziel. Das allerbeste Gefühl war, wenn mir das Hungern körperliche Beschwerden machte. Wenn ich einen Liter Orangensaft und zwei Äpfel als Mahlzeit aß, dann hatte ich die nächsten zwei Stunden Magenkrämpfe. Die Schmerzen waren der Beweis dafür, dass ich es richtig machte.

Manchmal hatte ich den Eindruck, Judith leidet. Still, ohne lauten Appell an uns. „Komm zurück zu uns“, sagte ich.

„Nein, da muss ich durch.“

Gelernt ist gelernt.

Ich habe keine Rechte, bin nur geduldet. Ich bin eifersüchtig auf meinen kleinen Stiefbruder. Er wird viel besser behandelt als ich, bekommt viel Liebe. Warum merkt keiner, dass ich auch Sehnsucht nach Zuwendung habe? Will in den Arm genommen werden, schön, dass es dich gibt, liebe Judith. Stattdessen muss ich dankbar sein, dass mein Vater und seine neue Frau mich aufgenommen haben. Dieses Zeichen der Zuwendung muss reichen. Ich ringe mir Verständnis für ihr Handeln ab. Ich bin kein Familienmitglied wie mein Halbbruder, ich bin nicht die leibliche Tochter der beiden. Deshalb habe ich auch kein Anrecht auf einen Fensterplatz.

Ich fühle mich wie ein Luftballon, der dauernd unterwegs ist auf der Suche nach einem Landeplatz. Ich habe keine Menschen, denen ich mich wirklich zugehörig fühle. Ich möchte ein vollwertiges Mitglied einer Gemeinschaft sein, mehr als nur ein Anhängsel. Auch in der Schule fühle ich mich manchmal wie ein Eindringling. Ich habe immer so viel Angst davor, mich aufzudrängen, die Mitgliedschaft erzwingen zu wollen. Vermutlich kann ich mich deswegen so schwer integrieren.

In dieser Zeit lernte Judith ihre erste Liebe kennen, Elvis. Als Mutter waren alle meine Sensoren auf Empfang eingestellt, ich wünschte ihr eine wunderbare erste Liebeserfahrung. Was ich sah, gefiel mir nicht. Er kam, wie es ihm passte, und oft kam er gar nicht wie verabredet. Ich rechnete mit dem Zorn der Sitzengelassenen, aber nichts. Keine Kritik. Sie versteht ihn, wie gibt's denn das? Ich mag ihn nicht, er ist nicht gut zu meinem Kind. Aber ich muss mich raushalten, zu dünn ist der Grat zwischen Judith und mir. Ich könnte sie vertreiben. Sie lässt mich nicht an sich heran. Ist es die Pubertät? Oder haben wir uns entfremdet, seit sie bei ihrem Vater wohnt? Wir kommen nicht richtig ins Gespräch, sie blockt ab.

Ich wäre so gern die Nummer eins im Leben eines anderen Menschen. Jeder hat jemanden, für den er Nummer eins ist. Ich bin es nicht. Nicht einmal für Elvis, meinen ersten Freund. Schon wieder spiele ich die Nebenrolle. Was ist mit mir nicht in Ordnung, dass ich immer aufs Abstellgleis gerate? Es tut mir weh. Aber ich darf niemandem einen Vorwurf machen. Ich kann und will niemanden dazu zwingen mich zu lieben, mir Zuneigung zu schenken. Wenn sich dann doch jemand Zeit nimmt für mich, fühle ich mich sofort zu Dank verpflichtet und denke, ich stehe in seiner Schuld. Muss ihm alles recht machen. Muss für Stimmung und Harmonie sorgen und zusehen, dass ich in seiner Gunst bleibe, damit ich nicht auch noch das letzte Fünkchen Zuwendung aufs Spiel setze.

Judith maturiert erfolgreich, macht ihr Baccalaureat und wird immer durchsichtiger. Die Schulterblätter treten kantig hervor, das Gesicht ist spitz.

„Was ist los mit dir?"

„Das Lernen, die Anspannung, der Perfektionismus, alles überdurchschnittlich gut zu machen".

„Aha. Na, dann ist es nicht verwunderlich. Das kennen wir alle. Das ist der Preis für den Sieg. Aber jetzt hast du es geschafft, jetzt ist Schluss. Umarme die Welt."

Das Gegenteil passierte, Judith fiel in ein Loch. Und das war's jetzt? Wo ist die Erleichterung, die Freude, der Stolz auf den Lohn nach der großen Leistung? Kein „Juhu, jetzt beginnt das freie Leben“ weit und breit.

Judith sitzt bereits in der Falle

„Ich will ausziehen, nach Graz gehen. Mathematik studieren, auf eigenen Beinen stehen. Ich muss einmal allein sein, draufkommen, wer ich bin."

Wahrscheinlich hat sie vorerst einmal genug von Familie, dachte ich. Ist verständlich. Es ist Zeit, hinaus in die freie Wildbahn zu kommen. Offiziell des Studiums wegen. Aber vermutlich vielmehr der Lust auf das freie, wilde Leben wegen. Endlich Abenteuer erleben, den eigenen Marktwert bestimmen. Ja, das verstand ich und unterstützte sie gern.

Ich muss weg. Dorthin, wo mich keiner kennt. Wo ich nicht immer der Gefahr, entdeckt zu werden, ausgesetzt bin.

Als ich sie das erste Mal besuchte, wirkte sie zart und zerbrechlich auf mich. Nicht so sehr körperlich, sondern seelisch. Keine Emotionen, es wirkte auf mich wie Leben auf Nulllinie. Nichts deutete darauf hin, dass diese Entscheidung richtig gewesen war, dass sie Freude an dem hatte, was sie sich ausgesucht hat. Ich tat mir jedes Mal schwer, sie wieder zu verlassen. Ich hatte den Wunsch, sie zu beschützen. Im selben Moment redete ich mir ein, dass das zum Ablöseprozess von Mutter und Tochter gehört. Wahrscheinlich will ich sie festhalten, obwohl es Zeit ist, loszulassen. War das so, liebe Judith? Oder ganz anders?

Ich bin in Graz. Einsam. Ich sitze auf dem Bett und nehme versteckt eine Mahlzeit zu mir. Tagsüber, vor anderen will ich auf keinen Fall essen. Niemand darf sehen, wie schwach ich bin, wie wenig ich mich unter Kontrolle habe. In der Vorlesung sitze ich auf Nadeln, denn ich will nach Hause, um endlich an mein geliebtes, zu Tode verhasstes Essen zu kommen. Ich liebe es so sehr, dass meine Gedanken nur um das Essen kreisen. Ach was, das ist ja alles kein Hunger. Das ist Besessenheit. Gier. Ich bin meiner Unersättlichkeit und Undiszipliniertheit ausgeliefert. Ich muss es schaffen, meinen Hunger zu unterdrücken. Jeden Bissen, jede Flüssig-

keitszufuhr muss ich hinauszögern, solange es nur geht. Ich kann nur in meinen eigenen vier Wänden essen, niemand darf mir zusehen. Ich habe Angst, dass alle herausfinden, dass ich zuhause böse Sachen mache, und mich dann ablehnen, weil ich so fürchterlich bin. (Abb. 1)

Peter und ich waren inzwischen schon so in unseren emotionalen Ritterrüstungen erstarrt, dass uns schon der Austausch von Banalitäten zum Streiten brachte. Unsere Ehe war gescheitert und 2001 war es amtlich. Wir wurden geschieden.

Judith kam nach einem Jahr nach Linz zurück. Das Mathematikstudium war nicht das Gelbe vom Ei und sie inskribierte an der Fachhochschule Hagenberg Medientechnik und -design. Hauptsache, sie ist wieder da.

Die Krönung war eine hübsche Wohnung ganz für sie allein. Bäume vor dem Fenster, sonnig, mit wunderbarem Ausblick. Ganz nach ihrem Geschmack. Ich freute mich darauf, sie zu besuchen, mit ihr Kaffee zu trinken, zu plaudern. Zwei Frauen auf dem Weg in eine erwachsene Mutter-Tochter-Beziehung. Reden über das Leben, über Männer, Sex und Frauenthemen.

Monate vergingen und ich bekam keine Einladung in ihr Allerheiligstes.

„Ich komm gleich runter",

rief sie mir eilig entgegen, wenn ich läutete, um sie abzuholen. Abserviert kam ich mir vor. Ich schwankte zwischen Ärger und Verständnis für das Kind, das sich mit aller Vehemenz abnabelt. Vermutlich sind junge Leute so, wenn sie ihren Eltern die neu gewonnene Unabhängigkeit unter die Nase reiben. Es kann aber auch sein, dass mich etwas anderes abgehalten hat, sie darauf anzusprechen: ihre Unnahbarkeit, Kühle, die flüchtigen Umarmungen, ihr Körper dabei auf maximaler Distanz. Ich glaube, damals hatte mich die Sorge schon gepackt. Nur, Sorge wovor?

Nichts essen, dünn sein. In Gesellschaft jegliches Angebot verweigern mit dem wesentlichen Ziel, alle sollen mir ansehen, dass ich hungere. Alle sollen an meiner Figur, meiner blassen Gesichtsfarbe sehen, dass ich mich endlos kasteie. Seht her, ich verbiete mir das Essen, ich schaffe es, meine Triebe im Zaum zu halten. Ich will, dass ihr meine Qualen erkennt. Aber genau davor habe ich unendlich große Angst. Dann würde alles an den Tag kommen, meine grauenhafte Besessenheit, meine Maßlosigkeit. Die Gefahr, dass sich dann die Menschen abwenden, ist hoch.

Solange ich keinen körperlichen Zusammenbruch habe, habe ich nicht das Recht, um Hilfe zu bitten. Man muss erst sehen, wie elend es mir geht, bevor ich etwas sagen darf. Oder noch besser, ich sage gar nichts. Muss nur zusehen, dass ich so bedauernswert aussehe, damit jemand kommt und sich um mich kümmert. Weil jammern darf ich nicht, das macht unbeliebt und nervt alle anderen. Vermutlich ist es noch zu früh, ich habe noch kein Recht auf Hilfe. Dafür bin ich noch zu wenig krank.

Mein Tagesablauf:

Alles dreht sich nur ums Essen. Der ganze Tag, das ganze Leben wird von meinem Verlangen nach Essen und meiner Verweigerung des Essens geplant und geprägt. Mit eisernem Willen. Möglichst lange schlafen, damit der Tag nicht zu lang wird und ich mich nicht zu lange quälen muss. Um 16.00 h würde ich gern zuhause sein, denn da gibt es leckeren Blutorangensaft. Aber das habe ich ohnehin schon bis 16.30 h hinausgezögert. Und wenn ich es tageweise oder überhaupt noch weiter nach hinten verschieben oder ganz vermeiden kann, bin ich stolz und froh. Eventuell gibt es um 19.30 h einen Kaffee mit viel Milchschaum. Aber nur, wenn es nicht anders geht. Um 21.30 h gibt es leckeres Abendessen: ein Vollkornweckerl, getunkt in Kräuter und Salz. Den restlichen Tag verbringe ich damit, ans Essen zu denken, und dabei versuche ich stark zu bleiben. Wenn es absolut nicht mehr geht, gibt es entweder ein Glas Saft oder ein oder zwei Gabeln Dosenchampignons samt dem Saft aus der Dose (oh mein Gott, wie elend ist das denn?). Nachher fühle ich mich dementsprechend als schwaches, undiszipliniertes, fettes Schwein, dem man diesen Zustand natürlich ansieht. So könnte ich niemals aus dem Haus gehen. Einen kleinen Teil des Tages verbringe ich damit, mir Ausreden einfallen zu lassen, damit ich an Essenseinladungen nicht teilnehmen muss. Das gilt auch für andere gesellschaftliche Ereignisse, was mich sehr einsam macht.

Könnte doch sein, dass Judith sich distanziert, weil sie verliebt ist. Wer hat Zeit für die Mutter, wenn der neue Freund die Hauptrolle spielt? Wir alle mögen Stephan, die beiden sind ein schönes Paar. Seine Fröhlichkeit wird Judith gut tun, für meine Vorstellung nimmt sie das Leben etwas zu ernst. Dass er bis über beide Ohren in sie verliebt ist, ist nicht zu übersehen. Küsst sie, hält zärtlich ihre Hand, umarmt sie. Wunderbar, die junge Liebe. Er spielt Volleyball, sie begleitet ihn. Beim Volleyball-Turnier am Wörthersee ist Judith ohnmächtig geworden. Sie ist einfach umgefallen.

„Alles Ok, Mama, es war nur die Hitze."

„Na gut, aber eigenartig ist es schon, findest du nicht?"

Stephan war das Beste, was mir in meinem Leben passiert ist. Er war feinfühlig, zärtlich, ich fühlte mich geliebt, begehrt und geborgen. Er wollte mich, nur mich und keine andere. Das war das erste und einzige Mal in meinem Leben, dass ich mir einzigartig vorkam. Exklusiv und besonders. Das Schönste an unserer Beziehung war die Nähe, die ich verspürte. Sex war nicht das Thema. Neben ihm zu liegen, Haut an Haut, mich mit ihm verbunden zu fühlen, das war das, was mich kurzfristig glücklich machte. Ich suchte einen besten Freund, er suchte eine Liebespartnerin. Diese Unvereinbarkeit war unter anderem ein Grund, warum wir uns getrennt haben.

Außerdem war ich schon in den Fängen der Magersucht, als wir uns kennenlernten. Es forderte mich sehr, mich in der Zeit, in der wir beisammen waren, „normal" zu verhalten, keinen Verdacht zu erregen, dass das Essen mein Feind war. Nur einmal, beim Volleyball-Turnier am Wörthersee bin ich mit leerem Magen bewusstlos geworden. Damals war ich schon Profi im Schauspielern, niemand kam mir auf die Schliche.

Nein, ich bin nicht hungrig

Dass etwas mit meiner Tochter ganz und gar nicht stimmt, fiel mir bei unseren Familientreffen auf. Die Glucke in mir liebt es, meine Kinder um mich zu versammeln. Kochen, essen, trinken, Uno spielen, albern sein oder auch philosophisch, ganz nach Stimmung. Ich kochte die Lieblingsspeisen meiner Kinder und erwartete mir genüssliches Wohlbehagen. Judith war häufig nicht dabei, andere Termine erlaubten es nicht. Und wenn, dann war sie einsilbig und aß wenig oder gar nichts. Unpässlichkeiten, Zahnweh, Darmgrippe, ein Termin beim Arzt morgen waren die Alibis. Als sie sich zum Abschied einen Korb Fressalien, wie sie es nannte, mitnahm, beruhigte ich mich. Nur nicht das Gras wachsen hören, Gespenster an die Wand malen, die nur meiner Phantasie entspringen.

Ich möchte meinen Körper wegschneiden und ihn in der Toilette hinunterspülen. Oh, welche schöne Ausdrucksweise, viel zu schade für meinen Abschaum von Körper. Ich möchte ihn beim Scheißhaus in die elendste Senkgrube drücken. Genau das hätte er verdient.

„Judith, hast du Probleme mit dem Essen? Du bist so dünn, so durchsichtig. Kann ich dir helfen? Ich mach mir Sorgen."

„Alles in Ordnung, es ist die neue Zahnspange, ich kann nur Babynahrung essen. Es ist der Stress beim Studium. Ich hab Herpes im Mund. Lasst mich in Ruh."

Zum Teufel noch mal, ich will, dass mich jemand hört! Ich habe das Gefühl, ich schreie schon so laut. Zwar ohne klar zu sagen, was los ist, was ich will. Aber ich werde doch immer dünner, gehe immer gekrümmter, rede immer weniger und immer leiser und sage den wildfremdesten Menschen, dass es mir elend geht. Ich möchte, dass jemand ein Auge auf mich hat. Aber vermutlich kann ich das niemandem zumuten. Ich habe so sehr das Gefühl, keinen Anspruch auf Hilfe zu haben. Ich bin *einfach nicht magersüchtig genug. Ich esse immer noch zu viel. Habe immer noch zu viel Schwabbel am Bauch, er rollt sich über den Jeansbund, wenn ich mich beuge. Dieser Schwabbel ist der Beweis, dass es nicht so schlimm sein kann. So wie ich aussehe, würde mir niemand meine innere Marter abnehmen. Man könnte eher annehmen, dass ich ein Mittelpunktsgeier bin.*

Ich gehöre zur Gattung der diskreten Menschen. Trete nicht gern jemandem zu nahe, achte auf seine Würde, mag niemanden in Verlegenheit bringen. Der Vorteil davon ist, dass die Menschen gern mit mir zusammen sind, weil ich ihre Grenzen achte und mich nicht in ihre Verantwortungen einmische.

War das bei Judith der falsche Weg? War ich zu feig, um ihr unverblümt auf den Kopf zuzusagen: „Ich glaube, du hast eine Essstörung"? Hätte ich sie gegen ihren Willen zum Arzt schleppen sollen? Sie sagt, nein. Sie hätte es nicht zugelassen. Aber heute denke ich, ich hätte es wagen sollen, müssen. Auch auf die Gefahr hin, dass sie mich zum Teufel schickt. Eine 50:50 Chance? Vielleicht wäre der Stein dann früher ins Rollen gekommen.

Es wurde zum Automatismus, Judith isst nichts oder wenn, dann pickt sie das Essen auf wie ein Vögelchen. Mini, mini Bissen. Unendlich lang kaut sie daran herum. Es ist schwierig, mit ihr an einem Tisch zu sitzen und unbelastet zu essen.

„Versteht mich doch, es ist die verflixte Zahnspange, die macht mir noch immer zu schaffen."

Automatisierte Kontrolle. Festlegen der erlaubten Nahrungsmittel. Weglassen der verbotenen Lebensmittel. Festlegen der erlaubten Portionsgröße. Stets gleich bleibendes Essverhalten. Eine Portion wird festgelegt und dann nicht überschritten. Wenn möglich, sollte sie nächstes Mal unterschritten werden. So sind die Regeln.

Johannes, ihren Zwillingsbruder beunruhigt und nervt das gleichermaßen. Auf seine zaghaften Fragen bekommt er keine plausible Antwort. Auch er empfindet eine unerklärliche Scheu und Hemmung, ins Wespennest zu stechen. Er liebt seine Schwester von ganzem Herzen, also akzeptiert er das. Wir akzeptieren auch, weil wir fürchten, dass sie sich von uns abwendet, wir sie verlieren, wenn wir Druck machen. Der Grat ist sehr schmal, auf dem wir balancieren. Wir haben den normalen Umgang miteinander verloren, bewegen uns wie auf rohen Eiern.

Im Rückblick wird klar, dass wir zu diesem Zeitpunkt schon paralysiert gewesen sein müssen. Konnten aber eins und eins noch nicht zusammenzählen, es ergab für uns keinen Sinn. Zu fremd war uns das alles. Hätte uns damals jemand gesagt, unser Kind ist süchtig und schwer krank, wir hätten es nicht geglaubt. Die Fassade, die Judith errichtet hatte, war perfekt. Doppelt und dreifach abgesichert gegen Schwachstellen und Eindringlinge. Ich erinnere mich daran, dass sich damals schon Angst in meiner Magengrube eingenistet hatte. Eine namenlose Angst. Nur wusste ich nicht, was ich damit tun sollte.

Ich beobachte, ob Sie nach dem Essen aufs Klo geht. Nein, Gott sei Dank, das tut sie nicht. Sie sammelt Kochbücher, kann gar nicht genug davon kriegen. Kochsendungen liebt sie. Wenn es sich zeitlich einrichten lässt, sitzt sie vor dem Fernseher und verfolgt gebannt die Zubereitung der Menüs. Das passt doch alles nicht zusammen.

„Gehst du mit mir essen? Ich lade dich ein."

„Nein, ich bin müde, ich koch mir selber was Gutes heute Abend."

Ich habe den Zwang, stundenlang einkaufen zu gehen. Nicht direkt einkaufen, so kann man das nicht nennen. Ich gehe in einen Supermarkt, nehme ein Lebensmittel aus dem Regal, betrachte es, lese, was draufsteht, rieche daran und lege es zurück. Gefühle von Lust, Gier, Niederträchtigkeit und Scham begleiten mich. Zum Schluss nehme ich mit, was auf meiner erlaubten Liste steht, jeden Tag das Gleiche.

Während ich schreibe, kommt mir meine ganze damalige Hilflosigkeit zu Bewusstsein. Und es dämmert mir, dass ich in einer ganz besonderen Art und Weise „wissend" gewesen sein muss. Vielleicht eine Art energetische Kommunikation, die sich des Verstandes, der Sprache entzieht. Ich erinnere mich, dass ich manchmal, wenn ich mit Judith zusammen war, körperlichen Schmerz empfand, ohne ihn benennen zu können. Ganz tief drinnen muss es Gewissheit gegeben haben, dass Judith große Probleme hat, mit denen sie alleine nicht fertig wird. Auf die Idee, dass sie eine Anorexie entwickelt hat, wäre ich allerdings im Leben nie gekommen. Haben wir mit unserem Schweigen unsere heile Welt verteidigt? Ohne es zu wissen, saßen wir alle auf einer tickenden Zeitbombe.

Ich bin so zwanghaft. Lasse keine Gelegenheit aus, um Kalorien abzubauen. Liftfahren kommt prinzipiell nicht in Frage. Manchmal gehe ich einen Stock höher hinauf. Manchmal muss ich einem kleinen Mädchen beim Liftfahren beistehen. Danach fahre ich wieder ins Erdgeschoss zurück und gehe zu Fuß in den dritten Stock, wo ich wohne. Eigentlich ist das an sich nicht so ungewöhnlich, aber ich habe das Gefühl, ich verbringe den ganzen Tag mit solchen Gedanken. Was kann ich noch tun, um einen leeren Magen, einen leeren Darm zu bekommen? Hätte ich das nicht, wäre nur Leere da. Manchmal kommt Sehnsucht nach einem Leben auf, wo ich meine Gedankenkapazität für Schöneres verwenden kann.

Judith ist dünn und sie ist leise, zurückhaltend. In Gesellschaft ist sie anwesend, aber nicht mehr. Wollen wir mehr, lässt sie die Zugbrücke herunter und verzieht sich lautlos hinter die Kulisse. Überhaupt habe ich manchmal den Eindruck, sie verschwindet ganz langsam vor meinen Augen. Inzwischen treffen wir uns zweimal die Woche, irgendetwas in mir sagt, lass sie nicht zu lange alleine, sie wirkt verloren, fast ferngesteuert. Ich bin in Sorge und über alle Maßen hilflos, ich finde das Ende des Fadens nicht, wo ich anziehen muss, damit sich der Knoten auflöst. Das macht mich wütend auf mich selbst. Ich habe Angst.

Hilfe, ich kann die Zeichen meines Körpers nicht mehr deuten. Wie fühlt sich Hunger an? Wie weiß ich, dass ich Durst habe? Mein Körper fühlt sich eingefroren an. Was ist mit meinen Gefühlen? Ich spüre nichts. Eiszeit.

Bitte helft mir!

Die Wende kommt kurze Zeit später. Ein Familienskitag ist angesagt, meine Kinder und ihre Partner sind mit von der Partie. Ausklang bei einem gemeinsamen Abendessen im Restaurant. Judith fährt den ganzen Tag wie der Teufel. Legt ein ganz schönes Tempo vor. Mittag geht's in die Hütte, alle futtern, als hätten sie eine ganze Woche nichts zu essen bekommen. Judith isst nichts. Alles Drängen und Verführen hilft nichts.

Beim Abendessen sitze ich Judith gegenüber und mir kriecht die Angst den Rücken hinauf. Sie ist weiß wie die Wand hinter ihr, die Augen schauen wie zwei Höhlengeister durch mich hindurch. Kein Lächeln, nur Starre im Gesicht. Wie in Zeitlupe fädelt sie ein paar Spaghetti auf ihre Gabel und knabbert millimeterweise an ihnen herum. Es ist ein so überaus trauriger Anblick, dass es mir die Kehle zuschnürt, ich könnte losheulen. Oder sie packen und die Antworten auf meine ungestellten Fragen aus ihr herausschütteln.

In diesem Moment weiß ich, es reicht, ich nehme dich jetzt an der Hand und du bekommst Hilfe, ob es dir recht ist oder nicht. Beim Abschied drücke ich sie und sage ihr das, das beruhigt mich etwas. Jetzt mache ich den Anfang.

Am Montag waren wir Skifahren. Ein toller Tag, jetzt mal rein vom Wetter, von der Atmosphäre und vom Skifahren her. Maria sieht, dass ich abgenommen habe, das stimmt mich positiv. Am Abend kommt Hansi, mein Zwillingsbruder, zu mir und sagt, dass ich schon so dünn bin. In der Nacht darauf kamen dann wieder die ärgsten Zustände, Spannung, Melancholie, Einsamkeit, Hilflosigkeit, Verzweiflung. „Sollte ich nicht doch an einen Baum fahren"- Gedanken. Alles das kannte ich, aber nicht in dieser Intensität. Ich konnte nicht schlafen, ich legte mich auf den Teppich, krümmte mich wie ein Embryo zusammen. Mama sagt, sie macht sich Sorgen um mich. Und wenn sich nicht rasch etwas ändert, packt sie mich und holt Hilfe, egal ob ich das will oder *nicht. Ich glaube, diesmal werde ich keinen Rückzieher machen. Ich brauche dringend Hilfe.*

Wenige Tage später bekomme ich am frühern Morgen ein SMS mit der Botschaft:

„Stehe im Frauengesundheitszentrum, aber niemand ist da. Wo geht man hin, wenn es nicht mehr geht? Ich kann nicht mehr, ich brauch Hilfe, ganz dringend. Hab dich lieb."

Diese Nachricht ist fast wie eine Erlösung für mich. Die Würfel sind gefallen, ich darf aktiv werden.

„Hab keine Angst mein Kind, ich komme. Ich hole dich da raus."

Erleichterung verdeckt die Angst.

Mit einem Höllentempo fahre ich zu Johannes. Zu ihrem Bruder ist Judith geflüchtet. Sie ist verzweifelt, sie droht umzukippen. Ich überlege nicht lange, packe sie ins Auto und bringe sie ins Krankenhaus in die Notaufnahme.

„Bitte helft ihr! Ich glaube, sie hat eine Essstörung."

Mit ungewohnter Sicherheit sage ich diesen Satz, als hätte ich ihn innerlich schon tausendmal geübt. Judith wehrt sich nicht, als sie das hört. Jetzt wird alles gut. Du bist in Sicherheit.

Ich brauche dringend Hilfe und Geborgenheit. Weil ich es nie geschafft habe, richtig krank zu werden und meine Rolle der zufriedenen, glücklichen Judith ziemlich gut gespielt haben dürfte, hat niemand meinen Hilferuf gehört. Ich hatte immer ziemlich große Angst, dass Mama mich darauf anspricht, dass ich nichts esse. Gleichzeitig habe ich mich danach gesehnt, dass sie merkt, dass etwas nicht stimmt mit mir. Was ich wirklich wollte, ist, dass sie sieht, was dahintersteckt. Ich wollte, dass sie zu mir kommt und sagt: „Ich merke, dass es dir nicht gut geht, dass du innerlich kämpfst, und darum hole ich Hilfe." Das hat sie dann im Grunde auch getan. Ziemlich spät, wie ich meine.

Die Diagnose ist erschreckend: Anorexia nervosa seit acht Jahren. Depressiv. Stationärer Aufenthalt auf der Psychiatrie.

Hungry. Sie verstehen dich nicht, bis es zu spät ist

Hungry. Der Titel des Songs ist schon verheißungsvoll. Sicher bin ich hungrig, ich esse ja kaum etwas. Aber ich bin noch viel hungriger nach einem entspannten, freien, unbefangenen Leben. Es gilt, beide Arten des Hungers endlich zu stillen. Ich weiß, dass der Lebenshunger nur dann gestillt werden kann, wenn auch der Magen wieder satt und zufrieden sein darf. Der Kopf muss seine Erlaubnis geben. Wie soll ich das anfangen?

Hungry. Judiths Lieblingssong, in dem sie sich selbst erkannte und der sie traurig machte, wenn sie ihn hörte. Und sie hörte ihn oft.

Mein Kind ist hungrig. Mein Kind ist magersüchtig. Zu Beginn bin ich dankbar, eine Diagnose zu kennen. Ich habe mich inzwischen mit dem Thema Essstörungen befasst, recherchiert, versucht, mir ein Bild zu machen. Wollte verstehen, was auf den ersten Blick so unverständlich scheint. Was mir Judith aus ihrem täglichen Leben erzählt, stürzt mich in einen Abgrund. Hungern, das tägliche Pflichtprogramm. Alles Denken kreist ums Essen, wenig, noch weniger, könnte ich es nicht überhaupt sein lassen? Das wäre das Meisterstück. Dazwischen studieren und Schein-Normalität aufrechterhalten, damit keiner was merkt. In der Nacht Albträume, Panikattacken, Resignation, Selbstabwertung, Verzweiflung.

Warum muss mein Kind solch seelische und körperliche Not erleiden und kann sich niemandem anvertrauen? Wir alle sind in ihrer Nähe und wissen nichts von diesem unmenschlichen Kampf, den sie täglich ausficht? Dass sie die perfekte Fassade aufrechterhält und in der Nacht die Dämonen zu Besuch kommen, die sie drängen, noch weiter zu gehen. Noch näher an den Abgrund, denn das ist wahre Disziplin. Das schaffen nur Auserwählte. Und dazu wollte sie gehören. Außergewöhnliches leisten. Lieber sterben als essen.

Judith kannte sich aus in der Szene, war Spezialistin für ihre Krankheit geworden. In Zeiten von Internet ist das ein leichtes Unterfangen.

Ich denke, sie wusste, welche Risiken sie einging: Veränderung der Körperbehaarung, Abbau der Muskulatur, Haarausfall, Organ- und Hautschäden, Herzstörungen, brüchige Knochen, um nur einige zu nennen. Dass sie trotzdem zielstrebig, mit eisernem Willen am Hungern festhielt, beweist, wie fest die Sucht sie schon im Griff hatte.

Runde eins im Kampf gegen die Krankheit

Sechs Wochen verbringt meine Tochter im Krankenhaus. Die Ärztin sagt, Judith befindet sich an einer Weggabelung. Sie muss sich entscheiden, entweder für oder gegen die Magersucht. Wenn sie keine Entscheidung trifft, wird sie unweigerlich weiter abgleiten in die Krankheit. Judith ist schwer krank, sie ist süchtig. Jede einzelne Information muss ich langsam verarbeiten. Krank. Süchtig. Bedeutet das, dass der Entzug auf sie wartet? Ich mache mir Vorwürfe.

Ich habe Angst, was kommt. Ich soll essen lernen, mich selbst wieder mögen, mich schön finden, mich akzeptieren. Wieder lernen, mich anderen Menschen zu öffnen. Klingt alles verlockend, aber geht die Rechnung auf? Jetzt bin ich labil und nicht begehrenswert und dann bin ich „normal", vielleicht dick und hässlich und ebenso wenig begehrenswert. Die Krankheit ist der letzte Grund, warum sich jemand mit mir beschäftigt. Ich kann mir nicht vorstellen, sie herzugeben.

Zum ersten Mal gestattet sie sich zaghaft, mit der Therapeutin über ihr Leid zu reden, über ihre unendliche Traurigkeit und Einsamkeit. Sie fühlt sich verstanden, das nimmt ihr ein wenig Druck von der Seele.

Oh Gott. Ich bekomme Appetit fördernde Mittel. Ich hasse die Ärzte dafür. Jetzt ist meine Lust aufs Essen noch größer, aber ich habe sie fest im Griff. Ich bin stolz auf mich. Hallo Judith, hörst du dich reden? Du bist stolz auf dich, weil du deine Krankheit weiterhin aufrechterhältst. Wolltest du nicht gesund werden?

Ich erinnere mich an die kleine Judith, die nicht und nicht und unter keinen Umständen in die Windel machen will. Dann gibt ihr die Oma ein Mittel, bei dem kein Kind es schaffen würde, etwas zurückzuhalten. Aber die kleine Judith gibt nicht auf, kämpft und kämpft, zwickt zusammen, was das Zeug hält. Letztendlich gewinnt sie den Kampf und die Windel bleibt sauber. Damals wusste die kleine Judith noch nicht, dass sie sich damit was Schlimmes antut. Heute kämpft die große Judith wieder, diesmal gegen den Hunger. Trotz der Appetitanreger gewinnt sie den Kampf. Sie behält auch jetzt die Oberhand. Die erwachsene Judith weiß genau, dass sie sich damit kaputt macht, aber die kleine Judith ist stärker. Es ist ein bitterer Kampf.

Wir kommen uns etwas näher und ich bin glücklich über das Vertrauen, das sie mir schenkt. Und dennoch ist da immer eine Barriere, bis hierher und nicht weiter. Unüberhörbar. Unübersehbar. Zeitweise ist sie, ohne Worte, wütend auf mich, ich bemerke es an ihrer abweisenden Haltung. Dann sind stille Anklage und Traurigkeit im Raum und nichts geht mehr. Ich hoffe, dass die Gesprächstherapie Licht in ihr Dunkel bringt und sie aus der Stagnation herausführt.

Die Gespräche mit der Psychologin kann ich jedes Mal kaum erwarten. Ich bin froh, endlich eine Diagnose zu haben: Anorexia nervosa mit depressiven Episoden. Ich empfinde es als Genugtuung, mich offiziell magersüchtig nennen zu dürfen. Immerhin habe ich sieben Jahre daran gearbeitet, krank zu werden, krank zu sein. Jetzt habe ich meine Krankheit schwarz auf weiß und wie ich schon öfter beschrieben habe, würde ich sie gerne behalten. Schon alleine aus dem Grund, weil ich jetzt Anspruch auf Hilfe habe.

Die Gespräche sind aber auch beinhart und aufwühlend. Ich muss die Verantwortung übernehmen, ich muss die Entscheidung treffen. Niemand kann sie mir abnehmen. Das tut weh, weil die ganze Arbeit auf mir lastet. Trotz allem fühle ich mich gestärkt. Ich nutze jetzt gleich den Energieschub und vereinbare einen Erstgesprächstermin bei einer Psychologin, die mich nach meiner Entlassung aus dem Krankenhaus begleiten soll.

Das Bemühen der Ärzte, Schwestern, Pfleger ist wie Balsam auf Judiths Wunden. Sie erntet Lob, weil sie bereit ist, mitzumachen und es nicht auf eine Zwangsernährung ankommen lässt. Als ich sie eines Tages besuche, ist sie ungewohnt aufgeregt, fast aufgekratzt. Mir bleibt der Mund offen stehen, ewig lange habe ich sie nicht mehr so lebendig gesehen. Ausgelöst hat diese euphorische Stimmung eine „Gesundenaufstellung", eine therapeutische Intervention, die die Psychologin mit ihr gemacht hat.

Heute habe ich „mein Gesundheitsbild" entworfen. Es war einfach großartig. In Gedanken sollte ich ein Bild gestalten, wie ich mich fühle, wie ich aussehe, wie ich wirke, wie ich wahrgenommen werde, wenn ich gesund bin. Das Bild der gesunden Judith war ein überaus schönes, kraftvolles, natürliches und entspanntes Bild. Ich konnte mich frei machen von alten Zwängen und Anspannungen. Ich hatte Zeit, mich selbst kennenzulernen, wenn ich kräftig, aktiv, selbstbewusst und schön bin. Das war eine wahnsinnige Erfahrung, extrem positiv und stärkend. Richtig schwindlig ist mir geworden. ICH HABE MICH GESPÜRT!!

Zu Ostern hat Judith Ausgang. Sie darf einen Tag zuhause bei uns verbringen und spüren, wie es ihr geht mit dieser Situation. Wir freuen uns, sind begierig nach einem Tag Normalität.

Gestern war Ostersonntag und ich hatte Ausgang. Ich durfte einen Tag bei meiner Familie verbringen. Der Osterbrunch, mein erstes offizielles Essen mit der allen bekannten Diagnose Magersucht. Jeder wusste es und niemand würde mich unter Druck setzen, von wegen was und wie viel ich esse. Das war schon mal beruhigend. Nervös war ich trotzdem. Würden sie jetzt neugierig auf meinen Teller starren und meine Bissen und mein Verhalten genau beäugen? Bei Hans hatte ich manchmal das Gefühl, er inspiziert meinen Teller und meinen Brotbelag. Bei Mama hatte ich das Gefühl, sie tut es absichtlich nicht. Es ist mir ganz gut gegangen, hab mich recht wohl und entspannt gefühlt. Das schlechte Gewissen saß die ganze Zeit mit am Tisch und beobachtete mich.

Judith hatte sich entschieden, nach ihrer Entlassung nicht mehr in ihre Wohnung, die sie als „Gefängnis" bezeichnet, zurückzukehren. Sie will zu uns ziehen. Zu Hans und mir in unser Haus. Glücksgefühle durchströmten mich, mein Kind kehrt noch einmal zu mir zurück. Wir können zwar keine verlorene Zeit nachholen, aber vielleicht gelingt es uns, ein paar fehlende Steine ins Puzzle zu setzen, damit es ganz wird. Mutter und Tochter ausgesöhnt, eine wunderbare Vorstellung.

Ich kann nicht zu Mama ziehen. Sie wird mich unter Druck setzen, ob sie will oder nicht. Werde ich sie hinters Licht führen können? Werde ich mich dem Essen entziehen können? Ich hab so viel Angst. So viel Druck staut sich schon wieder auf. Im Moment will ich einfach nur flüchten in mein altes Leben. Ich bereue die Entscheidung, andere Menschen eingeweiht und mich damit verpflichtet zu haben, diesen Weg zu Ende zu gehen. Ich weiß, dass ich zum Zeitpunkt meiner Einlieferung keine andere Wahl hatte, aber ich hätte mir einen anderen Vorwand einfallen lassen sollen. Jetzt habe ich das schreckliche Gefühl, ich muss einen Teil von mir in die Hände von Mama legen und verliere einen Teil der Kontrolle über mich selbst, meinen Körper, mein Leben.

Jetzt wird sie gesund. Ganz sicher

Als ich Judith vom Krankenhaus abhole, habe ich das Gefühl, ich gehe mit ihr noch einmal aus der Geburtsklinik hinaus, hinein in eine neue Ära. Meine Vorstellung war, dass es Judith an einem neuen, unbelasteten Ort leichter fallen würde, das Hungern aufzugeben. Neues Spiel. Neue Chance. Da ich schon ein gebranntes Kind war und mich vor der Heimtücke der Krankheit schützen wollte, schlug ich Judith eine Abmachung vor. „Ich werde nicht tun, was du am meisten fürchtest. Ich werde dich nicht zum Essen drängen, dich nicht bevormunden, dir keinen zusätzlichen Stress machen. Dafür will ich, dass du die Dämonen, die dir das Hungern befehlen, nicht in dieses Haus, in deine Wohnung lässt. Wenn sie dich quälen, komm und rede mit mir. Oder mit deiner Therapeutin, aber erlaube ihnen nicht, dass sie sich hier einnisten."

Damals hielt ich das für eine sinnvolle Regelung, heute weiß ich, das ist eine absurde, eine naive Bitte. Die Stimmen sind immer gegenwärtig, sie gehen mit Judith zu Bett, sie stehen mit Judith auf. Sie reden ungefragt und landen einen Treffer in dem Moment, in dem Judiths Abwehr schwächer wird.

Ich bin in mieser Stimmung, körperlich und seelisch. Trotzdem steht meine Entscheidung fest. Auch wenn in der Nacht fiese Träume kommen und es in meinem Inneren rumort, das rüttelt momentan nicht an meinem Entschluss. Das heißt jetzt nicht, dass ich schon „normal" essen kann. Dagegen sträubt sich noch alles, das dauert eben seine Zeit. Laut Psychologin ca. ein Jahr, laut Erfahrungsberichten ca. eineinhalb Jahre. Eine lange Zeit des Kampfes. Viel Zeit, in der gegen einen Rückfall, gegen die Resignation und gegen die Krankheit selbst gekämpft werden muss.

Ich wünsche mir so, dass die Anstrengungen, die Erfolge den Schmerz und die Enttäuschungen übertreffen. Ich hoffe, dass sie mich mit genügend Motivation und vor allem mit unendlich viel Mut versorgen, damit ich dorthin komme, wovon ich jetzt nur zu träumen wage.

Ich denke oft an meine Zimmergenossinnen im Krankenhaus. Es war schön, mit ihnen zusammen zu sein. Seit ewig langer Zeit durfte ich so sein, wie ich eben nun mal bin. Ich musste mich nicht anspannen, um etwas Besseres, Makelloses darzustellen. Ein extrem angenehmes Gefühl. Wir haben beschlossen, in Kontakt zu bleiben.

Wir gewöhnten uns rasch an das Leben zu dritt. Gemeinsam richten wir ihre kleine Wohnung in der oberen Etage ein. Es soll ein sicheres Nest werden, wo ihr wieder Flügel wachsen können. Entspann dich, liebe Judith. Du hast alle Zeit der Welt zum Gesundwerden, du schaffst das. Wir lieben dich, darauf kannst du dich verlassen. Ein Leben lang. Es ist an der Zeit, dass du dich auch liebst. Weil du einzigartig bist, etwas ganz Besonderes.

Wieso soll ich mich lieben? Was an mir ist liebenswert? Fett, hässlich, uninteressant, das bin ich. Wertlos, wie so viele Mädchen und Frauen, die hungern oder kotzen.

Ich habe das Buch „Brave Mädchen essen auf", in dem eine junge Frau über ihre Bulimie schreibt, gelesen. Im Kapitel „Spieglein, Spieglein" beschreibt sie, wie sie sich heimlich ihren Fressattacken hingibt. Die Gefühle und Verhaltensweisen sind genau dieselben wie bei mir. Nur mit dem Unterschied, dass sich meine Fressanfälle auf wenige Kleinigkeiten beschränken, aber sie sind für mich ebenso sündhaft und beschämend. Beschmutzend, würde ich sagen. Ich würde mich danach auch gerne duschen gehen, aber ich kann nicht. Denn dann würde ich merken, dass ich einen Körper habe. Ich würde ihn sehen müssen, ich würde ihn fühlen müssen und ich würde ihn verdammen.

Machtübernahme

Meine Tochter ist ein wandelndes Nein. Schritt für Schritt übernimmt Judith die Herrschaft über die Abläufe in der Familie. Nicht in einem genialen Staatsstreich, sondern ganz langsam und subtil. Keine Ahnung, ob ihr das bewusst ist. Rücksicht auf ihre Befindlichkeit, die wir erraten müssen, steht ganz oben auf der Hausordnung. Judith isst nicht in unserer Gesellschaft. Gemeinsames Essen geht nur in Ausnahmefällen, wenn wir es Tage oder besser noch Wochen vorher bei ihr anmelden.

Unser Liebesleben läuft Gefahr, einzuschlafen, weil wir nicht wissen, wann wir uns lieben dürfen. Judith will uns nicht beim Sex hören, sie hält das nicht aus. Aber sie ist fast immer zuhause, wie soll das gehen? Wenn sie hört, dass wir uns lieben – und das ist einfach nicht zu vermeiden, auch wenn wir uns die Decke über den Kopf ziehen – wird sie über alle Maßen aggressiv auf mich. In ihrem Tagebuch steht, dass sie mich dann hasst. Dass sie Triebhaftigkeit, Gier, wie sie das nennt, nicht aushalten kann, weil ihr dann das Herz bis zum Hals klopft.

Hilfe, ich brauche dringend eine Gebrauchsanweisung. Wie gehe ich mit meiner Tochter um? Die Ärzte sagen: „Verhalten Sie sich normal." Aber bitte, was ist normal in so einer Situation? Ich bin hin- und hergerissen. Habe das Gefühl, ich kann nichts wirklich richtig machen. Alles liegt so nahe beisammen, die Emotionen des kleinen Kindes, gefangen im Körper der erwachsenen Frau. Wir stehen uns gegenüber und ich fühle mich ratlos, klein und hilflos. Das macht mich wütend. Darf man auf seine kranke Tochter überhaupt wütend sein? Trotz ihrer Magerheit strahlt Judith Macht aus. Liegt es an der kühlen Distanz, die sie manchmal an den Tag legt? Ich werde den Eindruck nicht los, dass Judith die Fäden in der Hand hält und uns wie Marionetten tanzen lässt. Ganz schnell schäme ich mich für diesen Gedanken.

Ich glaube, Judith hat abgenommen. Die Jean schlackert verdächtig um ihre dünnen Oberschenkel. Die Schulterblätter zeichnen sich spitzer als sonst unter dem T-Shirt ab. Oh Gott, was soll ich tun? Warum ist es bloß so schwierig, mit ihr darüber zu reden? Ich schleiche um den heißen Brei herum und versuche ein Schlupfloch im Panzer zu finden, um mit Judith ins Gespräch zu kommen.

„Mama, du nervst. Mama, setz mich nicht unter Druck."

Das wirkt. In diesen Momenten ist mir klar, dass Judith wollen muss. Zuerst wollen und dann tun muss. Wir können ihr beistehen, sie begleiten, aber nicht mehr. Das müssen wir aushalten lernen.

Mein Neurologe hat mich bei der letzten Untersuchung vor einer weiteren Gewichtsabnahme gewarnt. Er sagt, mein Untergewicht wird gefährlich. Schwer zu erraten, was diese Info in mir auslöst: Freude, Stolz, Glück. Ich steige in den echten Magersucht-Olymp auf. Gleichzeitig kommt das bekannte Schuldgefühl auf, dass ich trotz der Unterstützung von allen Seiten weiterhin so deutlich an meiner Krankheit festhalte, mich an ihr erfreue, sie auf die Spitze treiben will. Wie lange werden die Menschen das mitmachen?

Ein Hoffnungsschimmer tut sich auf. Im Wagner-Jauregg-Krankenhaus wird ein Pilotprojekt gestartet, eine geschlossene Therapiegruppe für essgestörte Frauen. Über einen Zeitraum von sechs Monaten treffen sich zehn bis fünfzehn Frauen jede Woche zu je einer Stunde Bewegungstherapie und anschließend eineinhalb Stunden Gruppentherapie unter der Leitung einer Psychotherapeutin. Mit jeder Teilnehmerin wird ein Therapievertrag abgeschlossen. Verpflichtend ist auch, dass sie Einzeltherapie macht und von einem Neurologen betreut wird. Ich werde das Judith vorschlagen, ans Herz legen, sie vielleicht auch mit etwas sanftem Druck anschieben. Ich will, dass sie dort dabei ist. Auch ich brauche Entlastung.

Klingt interessant, der Vorschlag von Mama. Die Vorstellung, mit Gleichgesinnten reden zu können, verstanden zu werden, gefällt mir. Der Therapievertrag schreckt mich ab. Im Klartext wird das bedeuten, zunehmen zu müssen. Stress pur! Ich tu mich schwer, das zu schreiben, weil ich total im Zwiespalt stecke. Einerseits möchte ich erreichen, dass ich mich in meinem Körper wieder wohler fühle und andererseits ist eine Folge davor, dass ich zunehme und das will ich nicht, will ich nicht, WILL ICH NICHT, KANN ICH NICHT, DARF ICH NICHT.

Mir fällt ein Stein vom Herzen. Judith hat sich entschieden, sie wird dieses Programm absolvieren. Ich verspreche mir so viel davon. Die Hoffnung ist riesengroß, sie lässt mich gelassener werden. Auch Judith ist lebendiger, ich glaube, sie freut sich darauf, Frauen in ihrem Alter zu treffen, die auch diese Probleme haben, nicht mehr damit allein sein zu müssen.

Die Gruppe wird mich bis aufs Letzte fordern. Es wird aufreibend, schmerzhaft und unendlich viel Mut und Entschlossenheit von mir fordern. Jetzt muss ich es zu 100% wollen und mich trauen, Risiken einzugehen. Die Körpertherapie ist dazu da, mich wieder zu spüren. Das Einzige, was ich spüre, ist die Abneigung gegen meinen Körper.

Das Essensprotokoll. Ich dachte, ich geh zugrunde an dem Druck. Aufschreiben, was ich esse. Zugeben, wie viel es ist, wie häufig, welche Sachen. Ich habe mich gehasst, oh Gott, wie habe ich mich gehasst. Wollte mich schlagen, verprügeln, ich wollte kotzen, lauthals grauslich kotzen. Irgendein Ventil habe ich gebraucht. Ich wusste mir nicht anders zu helfen, als meinen linken Unterarm zu packen, das bisschen Fleisch, das noch drauf ist. Ich habe meine Fingernägel hineingegraben, unendlich fest zugepackt und versucht, es herunterzureißen. So fest und so oft, bis mein Arm blutete. Der innere Druck musste heraus und alles hat danach geschrien, die Wut an meinem widerlichen Körper auszulassen. Die Kräfte, die da arbeiten, sind für andere Menschen nicht vorstellbar. So unendlich groß und mächtig. *(Abb. II)*

Es ist schön, Judith aktiver zu erleben. Die Dienstage, an denen sie ihre Gruppensitzungen hat, sind ihre Fixpunkte. Anstrengend ist es für sie, aber auch entlastend, sagt sie. Wird jetzt alles gut werden? Über das Essen mag sie nicht reden. Wie es ihr wohl geht damit?

Die letzten drei Tage habe ich es nicht geschafft, meine Rationen zu essen. Heute habe ich außer vier Weintrauben noch nichts gegessen. Ich rutsche immer tiefer hinein. Es ist ja nicht so, dass ich nicht will, ich kann nicht. Ich bin krank. Die Krankheit hat mich im Griff. Die Gruppe tut mir so gut. Vor allem deswegen, weil alles sein darf. Ich darf traurig sein, wütend, müde, schwach, verzweifelt, hilflos, einsam, unsicher. Zuhause bei Mama geht das nicht, weil ich dann sofort Angst habe, dass sie das als Vorwurf gegen sie deutet. Als ungerechten Vorwurf, weil sie ja ohnehin alles tut, um mir Sicherheit, Halt und Liebe zu geben. Warum bin ich nicht fähig, diese Geschenke anzunehmen und mich daran aufzurichten?

Heiß. Kalt. Unsere tägliche Wechseldusche

Judith hat eine Freundin gefunden in der Gruppe, Dani. Sie hat Bulimie und will gesund werden. Ihr größter Wunsch ist, eine Familie zu gründen, Kinder zu haben. Aber das geht mit der Krankheit nicht.

Dani muss zunehmen, um ein Zeichen zu setzen, dass sie auf dem richtigen Weg ist. Ich habe total das Bedürfnis, sie zu unterstützen, indem ich sie begleite und mit ihr zunehme. Ich weiß nicht, ob ich das kann, aber ich will es versuchen. Dabei ist mir bewusst geworden, dass ich zuerst anfangen muss zu essen und damit kann alles gut werden, nicht umgekehrt. Vermutlich wird der Zeitpunkt, an dem von alleine alles besser wird, nie kommen. Also, was tu ich jetzt? Will ich gesund werden oder will ich weiterhin festhalten an der Krankheit?

Wird jetzt alles gut? Judith und Dani verbringen viel Zeit miteinander, Judith wirkt glücklich. Sie hat sogar ihr erstes Ei gegessen. Ein Kraftakt der Überwindung aus Liebe? *(Abb. III)*

Ich schaff's nicht. Es geht nicht. Sobald mir mein Körper zeigt, dass es ihm besser geht, dass er mehr Kraft und Ausdauer hat, befehlen mir die Stimmen in meinem Kopf, mich zu disziplinieren, zu hungern. Ich hasse meinen Körper für mein Verlangen, für seine Maßlosigkeit, seine unbändige Gier. Gestern habe ich mit Dani telefoniert und ihr gesagt, dass es mir im Gegensatz zu ihr völlig egal ist, ob ich mich krank mache. Ganz im Gegenteil, ich nehme alles in Kauf. Sogar den Tod. Dabei bin ich im Bett gelegen und habe ganz fest darum gebeten, dass er mich doch bitte holen soll. Er soll mich erlösen, der Qual ein Ende setzen. Natürlich hat er es nicht getan. Muss ich es selber tun?

„Ich hab dich lieb, egal ob du dünn bist oder nicht",

hat Dani gesagt. Ich bin so traurig. Ohne Halt, ohne Hafen, ohne Anker.

Jetzt ist es passiert! Dani bricht den Kontakt ab. Sie will gesund wer-

den, essen, nicht mehr kotzen. Sie braucht dazu alle Kraft und das Zusammensein mit mir schwächt sie. Ich will kämpfen um sie. Heute Nachmittag treffen wir uns noch einmal, ich will reden, reden, reden. Ihr sagen, wie wichtig sie für mich ist. Am Hinweg kaufe ich mir eine Jause, ein Kürbiskernweckerl mit 7% Tilsiter, eine Tomate. Ehrlich, ich wollte einen Anfang machen, wollte die Chance beim Schopf packen. Es ist nix draus geworden. So stinkt jetzt der Käse im Auto vor sich hin ...

Es gibt etwas Positives zu berichten – und zwar von der Körpertherapie letzten Dienstag. Wir versuchten eine Reihe von Emotionen, Wut, Zufriedenheit, Freude, Angst, Traurigkeit, Liebe und Vertrauen, hervorzurufen und zu beobachten, was sie in uns auslösen, welche wir besser bzw. schlechter wahrnehmen können. Ich habe fix gerechnet, dass die Angst sich wieder auf mich draufsetzen und mir die Luft abschnüren wird. Aber – welch Überraschung – es kam ganz anders. Liebe und Vertrauen sind bei mir geblieben. Ein wohliges, entspannendes Gefühl, das meine Atmung öffnet und sich ausbreitet in mir. Stephan ist mir dazu eingefallen, ich danke ihm für diese Erfahrung. Ganz schwierig war für mich, die Wut zuzulassen. Mein ganzer Körper hat sofort dagegen mobilisiert, mit Erfolg. Ich möchte so gern wütend sein können, dürfen. Vielleicht würde ich mit dieser Kraft meine Käfigtüre aufbrechen können und hinaustreten in die Freiheit. Endlich eine Ahnung bekommen: Was ist mir wichtig? Was brauche ich? Welche Bedürfnisse habe ich? Dann könnte ich mir die Erlaubnis geben, sie zu erfüllen und glücklich zu werden.

Ich habe große Sehnsucht, von Judith in meinen Bemühungen, in meinem Tun richtig verstanden zu werden. Die meiste Zeit allerdings trete ich voll ins Fettnäpfchen. Finde ich sie trotz ihrer Dünnheit hübsch, höre ich ihren non-verbalen Hilfeschrei nicht. Finde ich mutig, dass sie versucht, ihren Weg zu finden, will ich mich nur selber beruhigen. Manchmal habe ich es satt, ehrlich. Ich habe auch ein Leben, ich habe einen Partner, bin in der Mitte meines Lebens und habe ein Anrecht auf eine gute, entspannte zweite Hälfte.

Judith ist schwach. Sie schafft es nicht, an ihrer Diplomarbeit weiterzuschreiben. Fühlt sich antriebslos und gleichzeitig innerlich gehetzt. Sind es die Medikamente oder ist es der Heilungsprozess, der

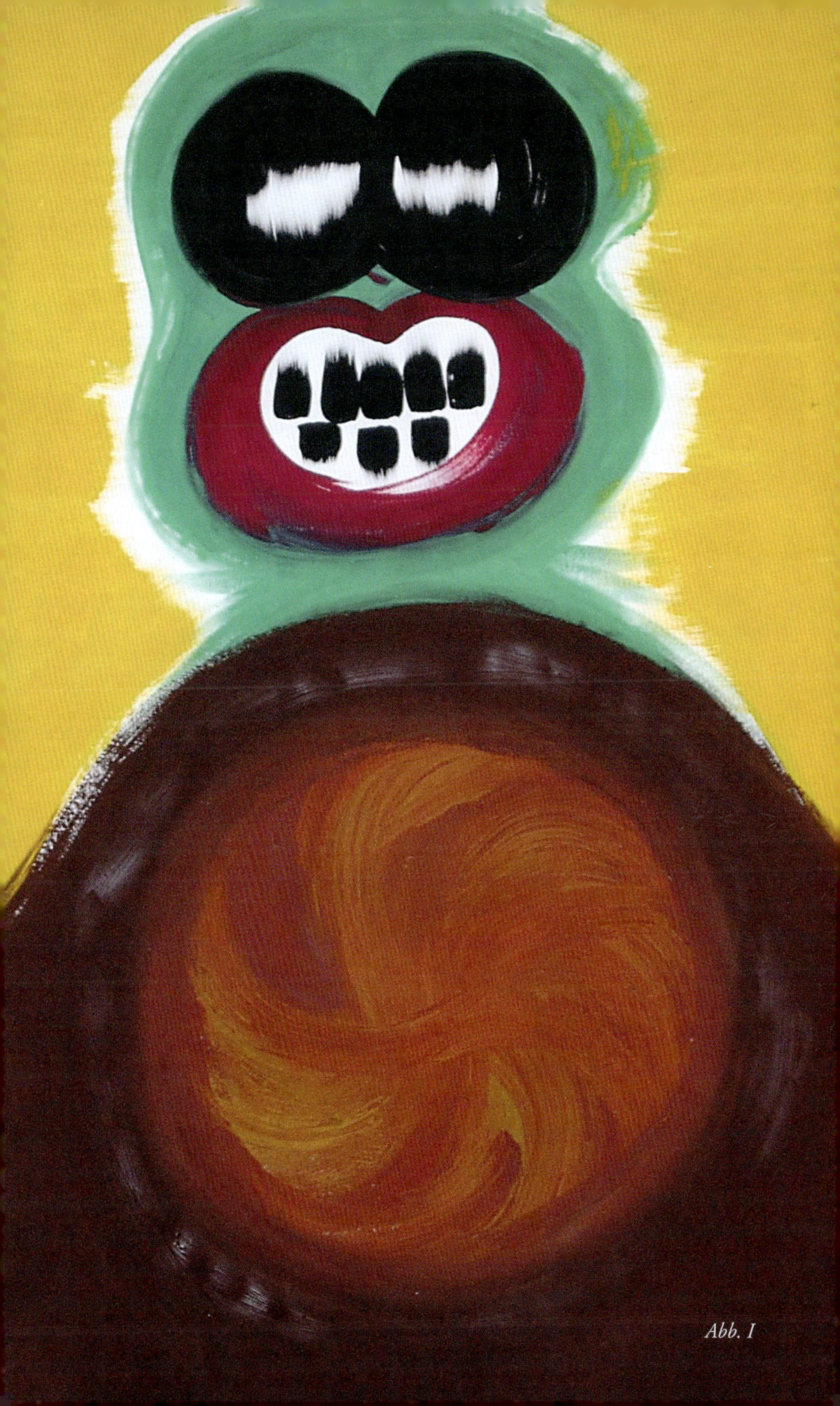

Abb. I

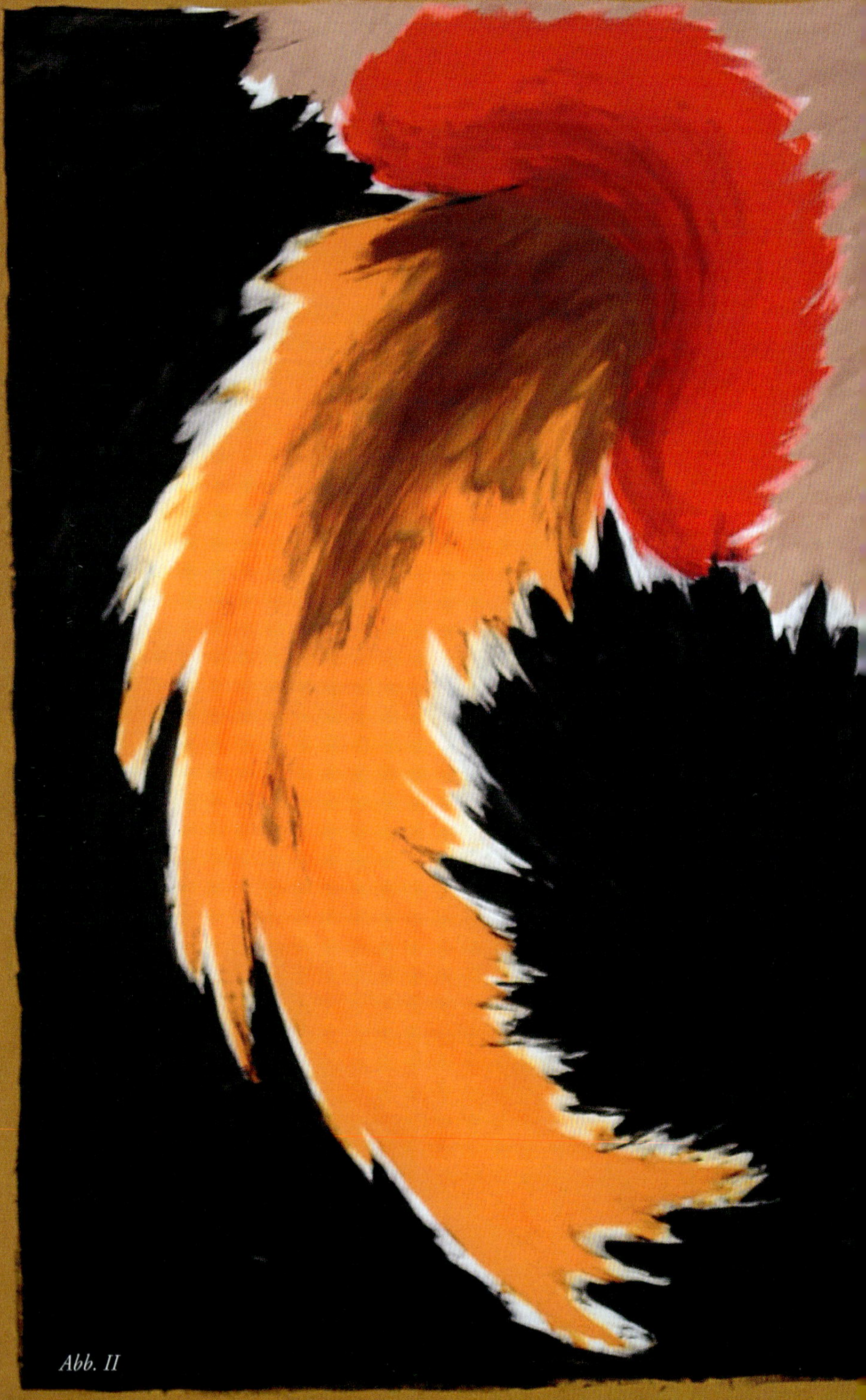

Abb. II

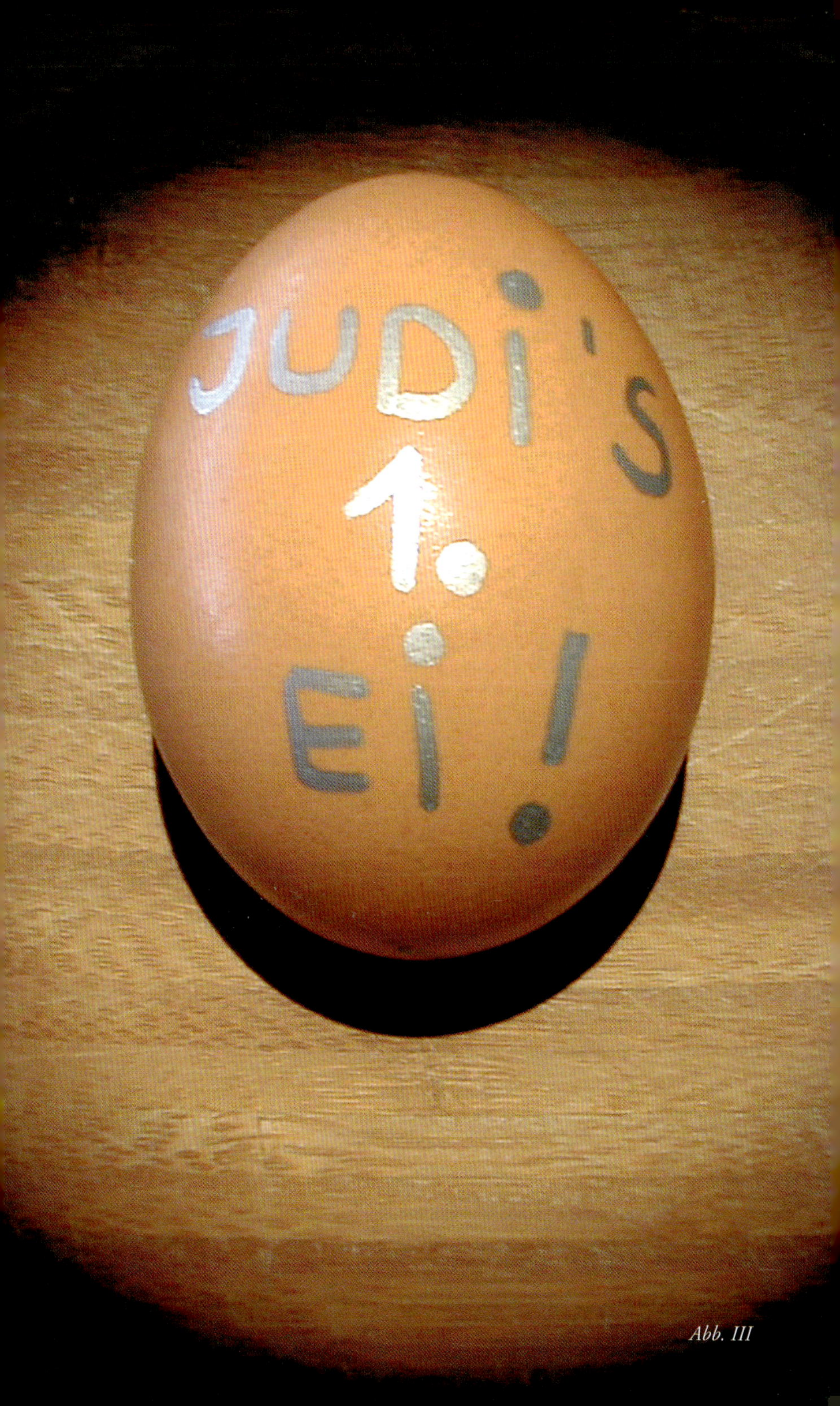

Abb. III

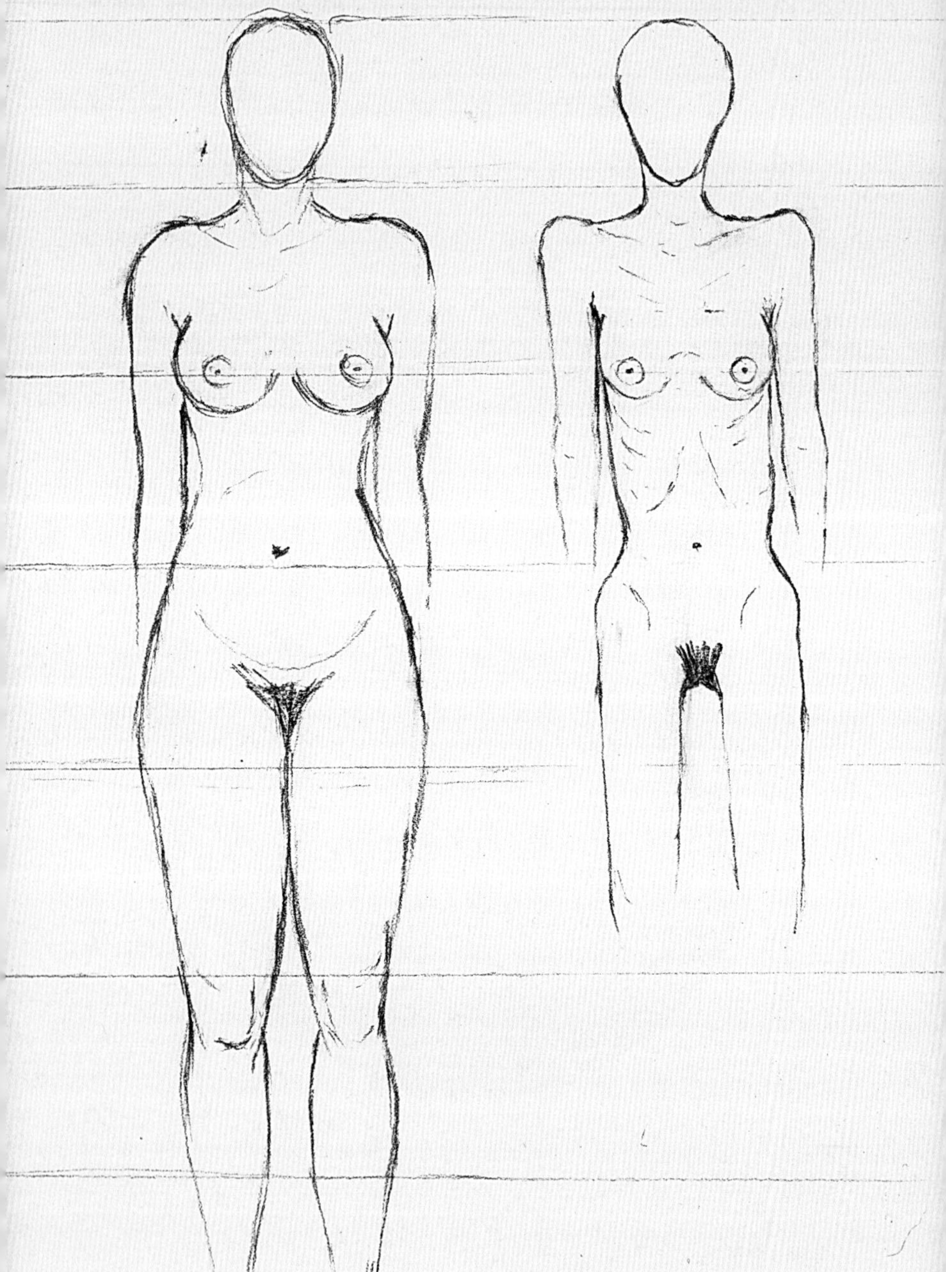

Abb. IV

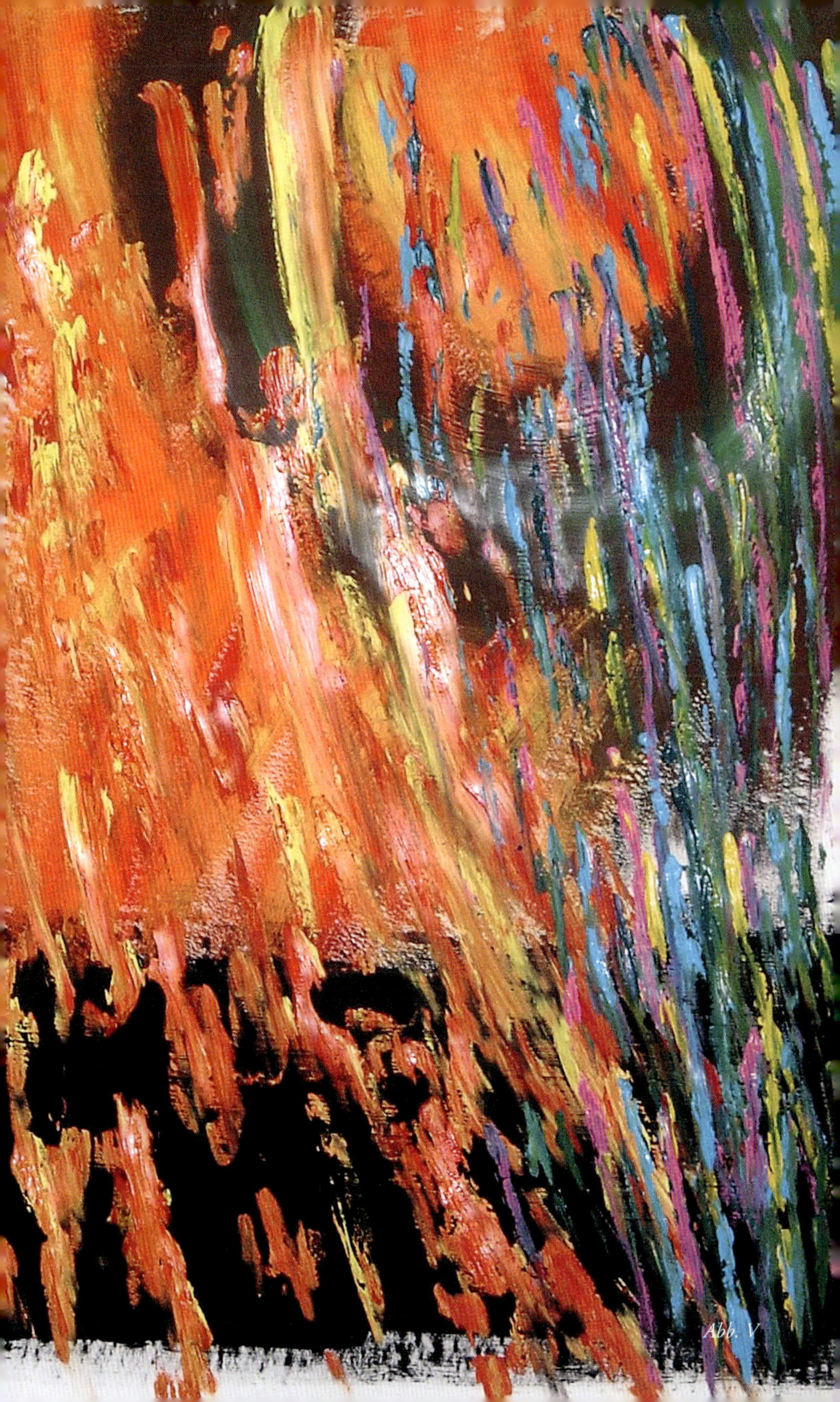

Abb. V

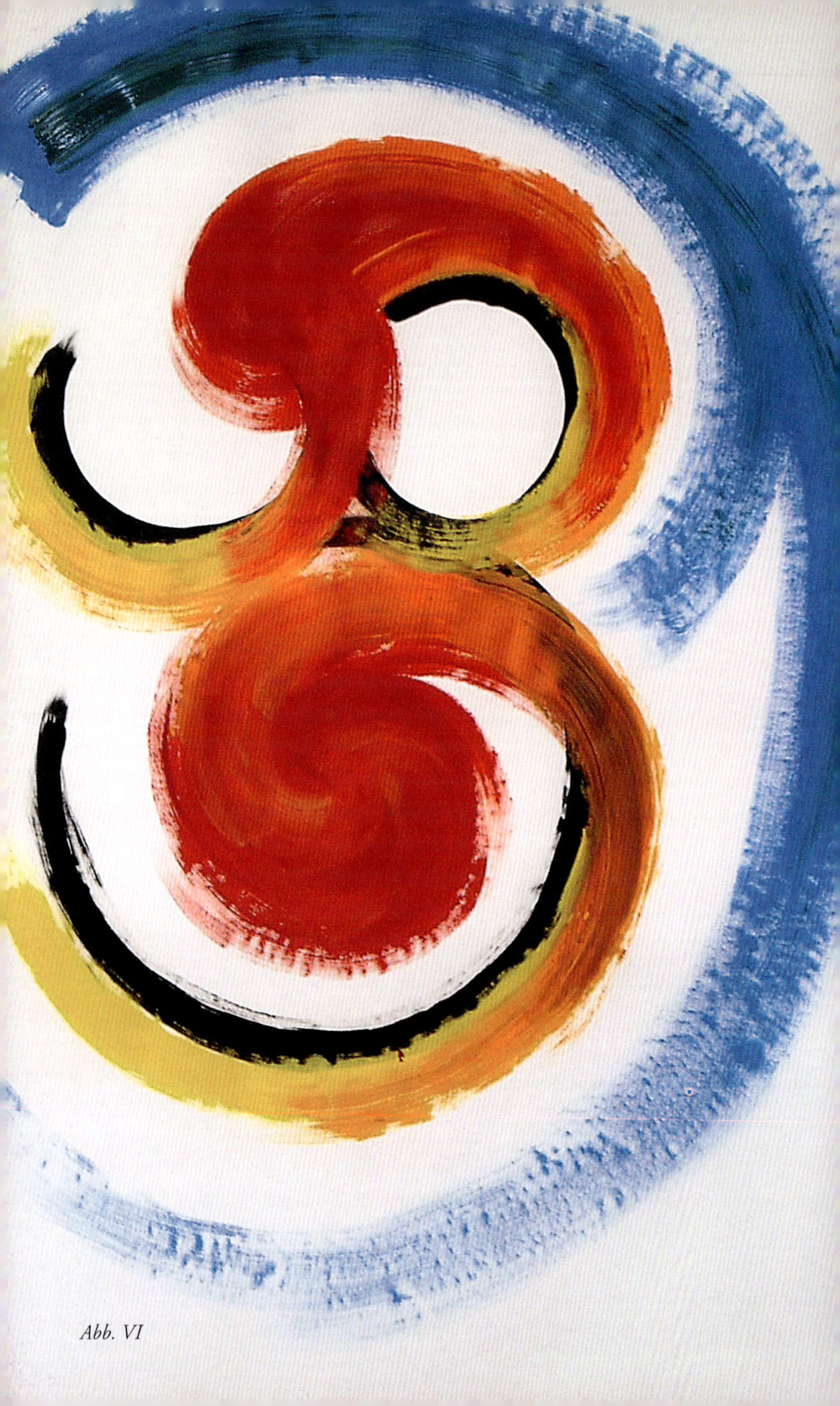

Abb. VI

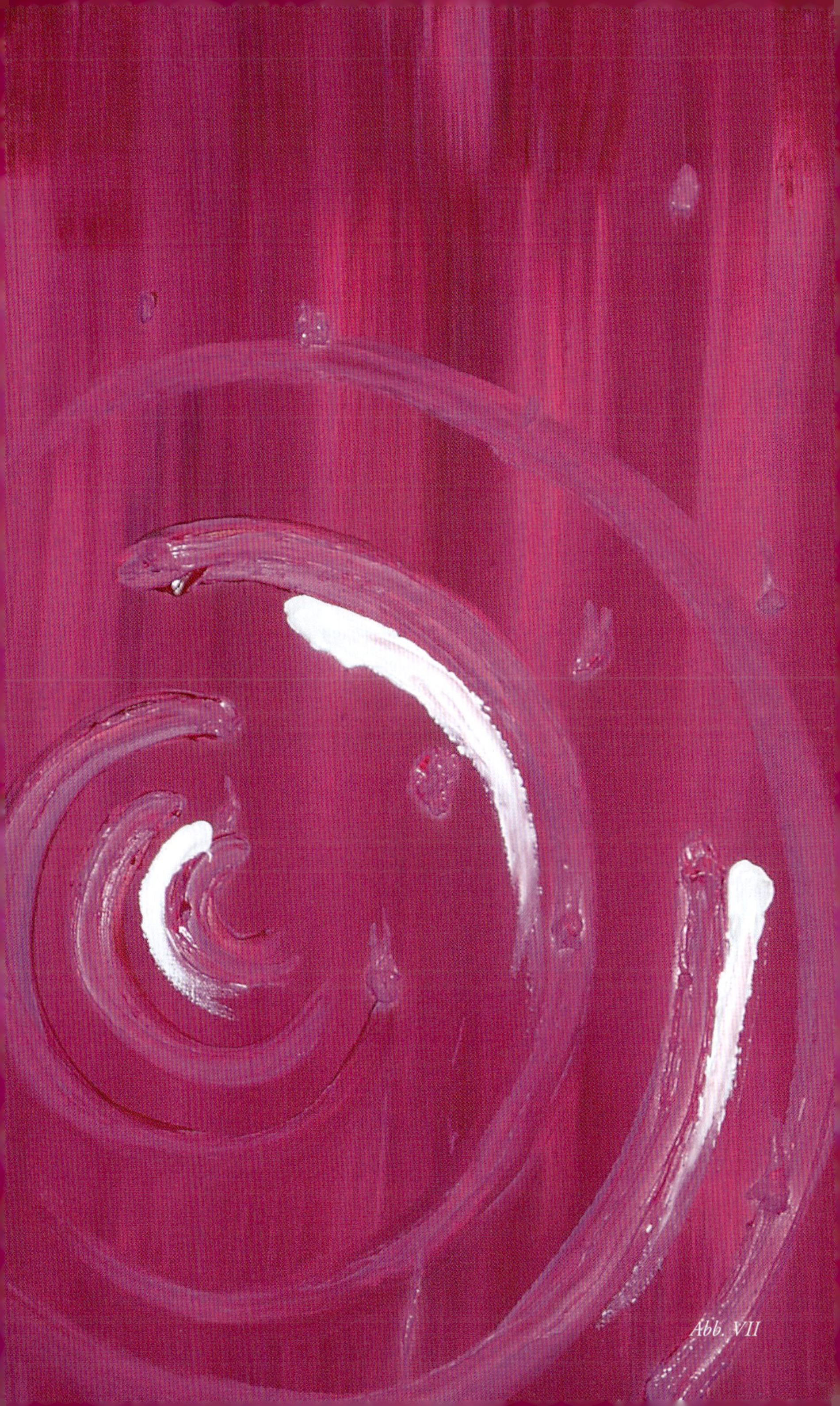

Abb. VII

Mein lieber Bauch!

Lange habe ich Dich nicht gespürt, wollte Dich nicht spüren, habe alles getan, um Dich von mir fernzuhalten. Habe Dich beschimpft, bekämpft, geschlagen und ausgehungert.

Jetzt habe ich die Entscheidung getroffen, Dich wieder als Teil von mir zuzulassen. Dich so zu akzeptieren, respektieren und irgendwann sogar zu schätzen so wie Du bist, und so wie Du Dich in der nächsten Zeit entwickeln wirst. Ich werde dem Impuls Dir weh zu tun nicht mehr nachgeben, ihn mit derselben Intensität bekämpfen mit der ich bisher den Kampf gegen Dich ausgefochten habe.

Ich möchte Dich wärmen, nähren und beschützen, Dich stolz als Teil von mir präsentieren. Ich gebe Dir Platz zum Wachsen, ohne Dich dafür zu verstossen.

Du bist der Sitz meiner Gefühle, meiner Intuition, meiner Impulse. All diese Dinge möchte ich mit Dir wiederentdecken und zu einem Teil von mir werden lassen. Ich verstehe Deine Unsicherheit, Dein Zögern. Lass' uns den Weg gemeinsam gehen!

Deine, mit Dir wachsende Judith

Abb. VIII

so viel Kraft verschlingt? Judith lässt sich ein Semester beurlauben, ein Stein fällt ihr vom Herzen. Wieder eine Verpflichtung weniger.

Ich schaffe das Studium nicht mehr. Es macht mir zu viel Druck. Krankheit und Studium sind zu viel. Den Druck der Krankheit bekomme ich nicht weg, deshalb muss ich das Studium hergeben.

In meinem Kopf läuft nur mehr ein Film, weniger, weniger, noch weniger. Ich darf nur so viel essen, dass ich nicht zusammenklappe. Gleichzeitig brauche ich die fühlbare und sichtbare Schwäche meines Körpers als Feedback. Als Feedback, dass ich alles richtig mache. Ihm nicht zuviel geben, nur das Allernötigste. Ich habe das Bedürfnis, im Bett zu liegen und zu schlafen, nichts denken. Ansonsten schlage ich die Zeit tot. Eine einzige Essens-Vermeidung. Lang schlafen und das Frühstück wird zum Mittagessen. In die Stadt fahren, Tagebuch schreiben, fernsehen, jeden Scheiß, und die Jause fällt somit auch aus. Sudoku, Kreuzworträtsel lösen und dann ist es Gott sei Dank Abend. Ein Joghurt tut es dann auch. Schlafen vertreibt den Hunger.

Manchmal schaffen wir es ganz gut, miteinander in Kontakt zu treten und auch zu bleiben. Die Nähe, die in diesen Momenten entsteht, macht uns glücklich, vereint uns. Ich muss aufhören, ihr die Ohren vollzulabern, wie sie sagt. „Frau G'scheit" nennt sie mich dann. Andererseits haben wir Eltern doch gute Gründe, alles aufzubieten, was eine Wende bewirken könnte. Ins Gewissen reden, unsere Lebenserfahrung einbringen, mahnen, fordern, zur Vernunft rufen. Wir wissen doch, was gut ist für unser Kind. Oder doch nicht?

Ich begreife schön langsam, dass meine gut gemeinten Ratschläge, leidenschaftlich vorgetragen, ins Leere gehen, weil ich in Wahrheit keine Ahnung habe, wie es aussieht in ihr. Wie sie sich fühlt mit diesen Dämonen im Genick. Alles, was ich erzähle, rate, fordere, ist aus meiner Perspektive gesehen richtig und plausibel. Aber bei Judith verstärkt es nur das Gefühl, anders, nicht OK zu sein. Ich fühle nicht wie du, also stimmt doch etwas nicht mit mir.

Es ist höllisch schwer, das sein zu lassen. Es bedarf auch einiger Übung. Am besten geht es uns miteinander, wenn ich zuhöre. Wenn ich es zulasse, dass Judith ihre Empfindungen, Ungereimtheiten, Ängste, Nöte erzählen darf, und ich unterbreche sie nicht, höre einfach zu. Schweige. Bin aber ganz bei ihr, mit meiner ganzen Aufmerksamkeit, mit meinem ganzen Herzen. Sie merkt den Unterschied. Dann wird sie weich und dann fließen die Tränen. Wenn der Damm bricht, dann kann lang Verborgenes, Geheimgehaltenes, das so viel Druck verursacht, herausfließen. Für mich ist es ein Geschenk, wenn Judith mir ihre Bedürfnisse und Sehnsüchte anvertraut. In diesem Moment sind wir uns nah wie nie.

Heiß. Kalt. Kurze Momente der Nähe, gleich darauf folgt eisige Abwehr. Lässt mich links liegen. Manchmal fühle ich mich, als stünde ich auf dem Scheiterhaufen und unten brennt es langsam vor sich hin. Es ist nur eine Frage der Zeit, bis mich die Flammen erwischen, warm ist es schon. Warum habe ich permanent das Gefühl, sie begegnet mir als stumme Anklage? Rede mit mir. Lass mich teilhaben an deinen Gedanken. Gib mir eine Chance. Ich habe mein Bestes gegeben. Auch wenn es nicht gereicht hat, mehr war mir nicht möglich. Es tut mir leid, mein Kind. Die Vergangenheit kann ich nicht rückgängig machen, sie ist ein Teil unseres Lebens. Ich bin hier, du kannst auf mich zählen, du kannst dich auf mich verlassen. Was ist eigentlich mit Papa, zum Teufel noch mal? Er kommt so gut wie nie vor in deinen Erzählungen. Immerhin trägt er auch 50% Verantwortung an deinem Leben. Hast du das vergessen?

Mit Papa ist das so eine Geschichte. Dadurch, dass er selten da war, als wir klein waren, habe ich ihn nicht als Papa erlebt. Eher als jemanden, den wir manchmal besuchen, und der heißt Papa. Nicht einmal in der Zeit, als ich bei ihm gelebt habe, fühlte ich mich geborgen und sicher. Erst jetzt wird mir bewusst, dass er verantwortlich ist für mich, für meine Brüder. Er hat uns in die Welt gesetzt. Ich bin seine Tochter. Letzten Mittwoch habe ich mich mit Papa getroffen. Ich wollte ihm Dinge sagen, die ich schon lange mit mir herumtrage, aber bisher nicht den Mut hatte, anzusprechen. Auch diesmal hatte ich ihn nicht. Immer noch hoffe ich, dass er einen Schritt auf mich zugeht, mich in den Arm nimmt. Dass es einmal um mich geht, nicht immer um ihn.

Hans und ich waren bemüht, es gut zu machen, aber leider hat uns niemand gesagt, was gut bedeutet. Warnen hätte man uns müssen vor der Heimtücke der Krankheit. Sie ist perfide und niederträchtig, eine Schlange mit sieben Köpfen. Schlag ihr einen ab und zwei wachsen nach. Wir sind ihr blauäugig auf die Schaufel gehüpft.

Judith wollte es schaffen, da bin ich sicher. Leider war ihre Kraft, den Kampf aufzunehmen, bald erschöpft. Wir haben es nicht bemerkt. Ihre perfekte Selbstbeherrschung lässt keine Schwächen zu.

Ich ertappe mich dabei, dass ich doch mehr als geplant an meiner Krankheit festhalte. Sicher habe ich wieder abgenommen und bemühe mich nun, durch mein Essverhalten dieses Gewicht halten zu können. Das ist Futter für die Krankheit, ich weiß, aber es gibt mir das Gefühl der Befriedigung. Eigentlich gehe ich noch weiter. Ich versuche nach wie vor, alles einzusparen, was möglich ist. Dabei freue ich mich auch noch, dass das alles vor den Augen meiner Mutter funktioniert. Ich muss nicht mal die Fassade aufrechterhalten. Kann ganz entspannt weiter meiner Krankheit frönen … Ich brauche die Therapie ganz dringend, weil sie mich daran erinnert, wo ich hin will. Ich will mich nicht länger selber austricksen.

Es läuft was falsch. Aber was?

Wohin soll ich mich wenden? Ich muss jemandem mein Herz ausschütten, sonst fahre ich aus der Haut. Es geht nichts weiter. Ich befürchte, Judith hat noch kein Gramm zugenommen. Sie stellt sich nicht auf die Waage, nur der Neurologe kennt ihr Gewicht, sie will es nicht wissen. Zu viel Druck macht ihr das. Ist das planmäßig oder machen wir was falsch? Mit detektivischem Spürsinn versuchen wir zu erraten, was zu tun ist. Vorsichtig sein, ja keinen Druck ausüben, nichts von ihr fordern, sie ist so ein zartes Pflänzlein. Sie lieben, sie unterstützen, ermutigen, Geborgenheit geben, ihr die schönen Seiten des Lebens zugänglich machen, das wird sie gesund machen. Jeden Tag aufs Neue beweisen, dass wir zu ihr stehen, sie nicht im Stich lassen.

> *„Mama, liebst du mich auch, wenn ich noch dünner werde?"*
> Schluck.
> „Natürlich, ich werde dich immer lieben. Ewig."

Lange habe ich gebraucht, bis ich diese Frage so verstanden habe, wie Judith sie gemeint hat: Liebst du mich bedingungslos? Auch, wenn du mich nicht verstehen kannst? Auch, wenn du wütend auf mich bist, weil ich das Hungern nicht lassen kann? Schön langsam kapieren wir, Liebe und Verständnis allein reichen nicht. Das wäre so, als würde man ein Pflaster auf die Stelle kleben, wo man den Beinbruch vermutet, und hoffen, dass es die richtige ist.

Gut scheint es mir mit dem Essen nicht zu gehen. Ich habe schon wieder das Frühstück reduziert. Mittags bin ich so lange in der Stadt herumgelaufen, um das Mittagessen ausfallen lassen zu können. Heute Morgen musste ich meinen Gürtel um ein Loch enger schnallen. Das macht seit meiner Einlieferung ins Krankenhaus drei Löcher weniger. Allerhand! Das macht mich stolz und glücklich, weil ich jetzt vielleicht wirklich mein Ziel Magersucht erreiche. Aber da ich ja bei Mama wohne und das auch so bleiben soll, darf ich das nicht tun. Außerdem möchte ich schon irgendwie gesund werden. Keine Panik, muss ja alles nicht so schnell gehen.

Wer schon einmal mit der Krankheit in Kontakt gekommen ist, wird wissen, nein, das haben wir auch probiert und sind gescheitert. Struktur braucht das Kind, ganz dringend. Ein normales Familienleben, damit Judith sich langsam wieder in die Gemeinschaft eingliedern kann. Also kochen wir gemeinsam, Judith bestimmt, was. Kein Fett, keine Sauce, keine oder mit meinem Zureden ganz wenig Kohlenhydrate, etwas Gemüse darf sein. Sie schaut mir auf die Finger, ob ich nicht heimlich etwas hineinschwindle, was sie nicht essen mag. Das ist überflüssig, ich würde mich das nie trauen. Sobald das Essen fertig ist, nimmt sie ihren Teller und verschwindet damit blitzschnell. Sie will alleine essen. Na gut, wenn dir das Stress erspart, dann akzeptieren wir das. Lieber hätten wir sie bei uns am Tisch. Aber, Hauptsache, sie isst.

Übrigens ist sie fast die meiste Zeit in ihrem Zimmer. Was macht sie dort?

Wir gehen gern in die Natur, wandern, Rad fahren, schwimmen.

„Gehst mit uns?“

„Nein, hab keine Lust.“

Gestern war ich nach langem Überlegen mit Mama und Hans FKK baden. Wir haben am Baggersee eine Hütte mit Garten und Zugang zum Badesee. Zuerst war es schon komisch, aber dann war das Nacktsein plötzlich ganz normal. Jeder, der dort herumläuft, egal ob dick oder dünn, mit großem oder kleinem Busen, Bauch oder Hintern ist auf die eine oder andere Art unvollkommen. Damit meine ich nicht, dass alle hässlich sind, ganz und gar nicht. Ich habe mich unter all den Makeln meiner eigenen Unvollkommenheit weniger geschämt, als ich es gewohnt bin. Kann es sein, dass, wenn man so natürlich nackt aufwächst, mehr Selbstbewusstsein entwickelt und man damit weniger gefährdet ist, eine gestörte Körperwahrnehmung zu entwickeln? Hat dann der Zwang, einen perfekten, makel- und fettlosen Körper zu haben, weniger

Chance? Auch, wenn die FKK-Kultur mich nicht wirklich reizt, dieser Tag hat mich berührt. *(Abb. IV)*

Judith hat ganz wenig Kontakte und wenn, dann nur mit Menschen, denen es auch nicht so gut geht. Mit ihren „Mädels“ aus dem Wagner-Jauregg-Krankenhaus trifft sie sich regelmäßig. Doch die meiste Zeit vergräbt sie sich in ihrem Zimmer. Wenn wir sie fragen, wie es ihr geht, sagt sie:

„Normal.“

Uns fehlt jegliches Richtmaß, wie wir uns verhalten sollen. Wir leben in einem künstlichen Konstrukt in der Hoffnung, das Richtige zu erwischen. Aber wohl ist uns schon lange nicht mehr dabei.

Es geht mir nicht extra schlecht, es geht mir nicht wirklich gut. Es geht mir „normal“. Das macht mir große Sorgen, denn das ist fast das Schlimmste, das mir passieren kann. Normal heißt, es ist alles wie vorher. Ich habe dann wieder einen Alltag wie jeder andere auch und mein Verhalten ist auch wie das von jedem anderen auch. Im Grunde ist dann alles noch normaler als vor meinem Krankenhausaufenthalt, weil ich offener, fröhlicher bin. Vorher war ich zurückgezogen, verschlossen und eine triste Zeitgenossin.

Wenn jetzt alles normal ist, dann gehe ich wieder unter in der Gesellschaft, in meiner Familie, bei meinen Freunden. Niemand interessiert sich mehr, wie es mir geht, niemand merkt, dass ich innerlich unter einem irrsinnigen Druck stehe. Dann arbeitet meine Krankheit wieder im Verborgenen und ich muss alleine damit fertig werden. Jetzt macht sie wenigstens Sinn. Sie tut mir nicht nur weh, sondern sie führt auch dazu, dass Menschen sich mit mir beschäftigen, sich um mich kümmern, für mich da sind, mich unterstützen. Ich alleine, ich als Mensch kann das nicht. Ich bin nicht gut genug, nicht interessant genug, nicht wertvoll, nicht besonders, nicht bedeutend.

Die Magersucht sichert mir einen Platz auf der Welt, für den es sich lohnt, zu leben. Ich habe keine Angst, meinen Körper kaputt zu machen. Das ist mir ganz egal. Ich würde sogar so weit gehen, dass es mir gute Gefühle, Gefühle der Genugtuung beschert, zu sehen, wie es mit meinem

Körper bergab geht. Die Periode habe ich schon ewig nicht mehr, ich bin schwach, kraftlos wie nie zuvor, meine Haut ist rissig.

Ich will versuchen, mein Essen weiter zu reduzieren. Das Weckerl am Nachmittag muss weg, der Fruchtsaft auch. Das Obst am Abend weg. Vielleicht sollte ich öfter ein Abführmittel einnehmen? Ich muss noch dazu sagen, dass es mir nicht darum geht, im Mittelpunkt zu stehen. Das will ich nicht. Ich will nur nicht allein gelassen werden.

Nimm mich in den Arm. Hau' bloß ab

Ihr Verhalten mir gegenüber ist sehr ambivalent. Halt mich, geh weg. Ich kann die Doppelbotschaft nicht entschlüsseln. Was ist nur los mit mir? Warum fasse ich sie mit Samthandschuhen ab, obwohl mir manchmal danach zumute ist, ihr zu sagen:

„Hey, mein Schatz, so geht das nicht. Setz dich zu mir und rede mit mir. Und ich bleibe so lange hier sitzen, bis du den Mund aufmachst."

Mutter, die Heilige wider Willen? Habe ich mir aus schlechtem Gewissen das Büßergewand angezogen und arbeite meine vermeintliche Schuld ab? Schon wieder die Schuldfrage. Nach den Fehlern suchen, anklagen und abwerten. Ein teuflisches Hamsterrad ohne Ausgang. Ich muss, ich will mich davon lösen, es führt zu nichts. Möglicherweise begünstigt mein Verhalten sogar die Situation. Ich nehme Schuld auf mich, verhalte mich entsprechend kleinlaut und für meine Tochter ist es ein Leichtes, mir die Verantwortung zu übertragen. Eine Patt-Situation, die zu keiner Lösung führt.

Mama nervt mich mit ihrem oberklugen, pseudo-therapeutischen Gerede schon wieder ziemlich. Sie soll nicht immer so blöd fragen, mich an meine Erbärmlichkeit erinnern. Mir nicht schon wieder sagen, für wie toll, stark, klug und was sonst noch alles sie mich hält. Woher soll sie denn das alles wissen? Ich war doch einfach nur mehr Fassade. Selbst wenn sie glaubt, die Judith hinter der Fassade zu kennen, ist sie auf dem Holzweg. Ich kenn sie ja selber nicht. Also, was sollte es mir helfen, von ihr zu hören, wie OK ich sei, wo ich doch überzeugt bin, dass sie keine blasse Ahnung hat?

Sie möchte, dass ich in die Therapiestunde mitkomme, sie will etwas mit mir bereden. Können wir das nicht unter vier Augen tun, hast du kein Vertrauen zu mir? Nein, das geht nicht. Ich gehe hin, will erfahren, was mein Kind bedrückt.

Ich hab' so viele Wunden. Ich habe das Gefühl, ich bin nichts wert. Ich hätte es so gebraucht, dass du, als ich klein war, dich an meine Seite stellst. Bevor ich gesund werde, müssen alle erfahren, dass ich tief verletzt bin. Dafür brauche ich die Krankheit, sie ist mein Signal nach außen. Seht her, ich bin gezeichnet.

Vor mir sitzt ein kleines Kind in der Haut einer erwachsenen Frau. Am liebsten hätte ich sie gepackt, auf meinen Schoß gesetzt, sie gestreichelt und getröstet. Judith, du warst doch schon immer mein Schatz, nie hätte ich dich verlassen, niemals. Ich habe doch so viel dafür getan, dass es dir gut geht. Im nächsten Moment steigt Wut in mir hoch. Mit ihr die bittere Erkenntnis, dass alle Anstrengungen nichts genützt hatten, niemandem. Alle meine Bemühungen, Entbehrungen stehen nicht auf der Haben-Seite. Ich sitze vor Gericht und bekomme sie jetzt als Schuld präsentiert. Ich bin greifbar, ich komme zum Handkuss. Alle anderen haben sich schon aus dem Staub gemacht und kommen ungeschoren davon. Mir reicht's. Ich fühlte mich, als hätte man mich ohne Fallschirm aus dem Flugzeug geworfen. Ist die Magersucht die Antwort auf die Minderwertigkeitsgefühle, die Judith gequält haben? Es lebt sich ganz schlecht mit dem Wissen, dein Lebensbauwerk beginnt rissig zu werden, eine tragende Wand ist schon eingestürzt. Also, auf nach vorn, hinten ist nichts mehr zu retten.

Wir sind uns plötzlich nahe wie nie zuvor. Verbindet uns der Schmerz? Ist es für Judith eine Erlösung oder gar eine Befriedigung, wenn ich aufgelöst um Fassung ringe? Die Erleichterung, die Nähe halten nur kurze Zeit. Ich spüre, dass ich an Boden verliere. Sie verkrampft sich, wenn ich sie umarme. Judith ist traurig und einsilbig. Sie zieht sich wieder mehr und, vor allem vehement, zurück. Mir geht langsam die Luft aus.

Was wird Mama tun, wenn sie merkt, dass ich nicht zunehme? Ich befürchte, sie wird es nicht schaffen, den Mund zu halten und nichts zu unternehmen. Ich hoffe nur, dass, wenn sie an den Punkt kommt, dass sie nicht länger stillschweigend und tatenlos zusehen kann, sich an irgendeine Einrichtung wendet. Nur nicht an mich.

Inzwischen sind wir Meister in der falschen Interpretation und gehen davon aus, dass Judiths Rückzug zum Prozess des Gesundwerdens gehört. Genau das Gegenteil war der Fall, wie wir heute wissen. Eineinhalb Jahre haben wir im selben Haushalt gelebt und nicht bemerkt, dass Judith auf den Abgrund zusteuert. Nein, ganz richtig ist das nicht. Wir haben bemerkt, dass sich nicht viel ändert, das beunruhigt uns. Als müsste sie gegensteuern, legt sie uns wissenschaftlich fundierte Zeitungsberichte vor, woraus ersichtlich wird, wie lange es dauert, bis sich der „Normalzustand" wieder einstellt. Baldrian für unsere ängstlichen Seelen.

Gestern habe ich mir ein Buch über Magersucht gekauft, wo eine betroffene Frau und eine Therapeutin die Hintergründe beleuchten. Wenn ich die Schilderungen der Betroffenen lese, kommt automatisch das Bedürfnis in mir hoch, mich mit ihnen zu messen. Ich will sie in ihrem Hungern, in ihrer Selbstdisziplinierung, in ihren Vertuschungsmethoden übertreffen. Ich will noch kränker sein als sie. Ich, mit meinem schwabbeligen Bauch, habe es nicht geschafft, richtig krank auszusehen. All meine Energie habe ich dort hineingesteckt, um richtig magersüchtig zu werden und das auch mit meinem Körper darzustellen. Gelungen ist es mir nicht. Wenn ich mich jetzt im Spiegel betrachte, sehe ich, dass ich krank aussehe. Ich bin stolz, ich habe mein Ziel erreicht und will es nicht schon wieder aufgeben müssen. Ganz im Gegenteil, ein neues Ziel hat sich dazugesellt: Ich will ein Gewicht, bei dem die vordere Zahl eine vier ist. Das wäre ein stolzes Glücksgefühl. Gehe ich rückwärts statt nach vorn?

Ich sollte keine Bücher über Magersucht mehr lesen. Da ist die Rede von einem Mädchen mit 38 kg bei einer Größe von 1.76 m. Ihr Wunschgewicht liegt bei 29 kg, sie leidet an Inkontinenz und wird mit einer Magensonde ernährt. Damit die Kalorien wieder abgebaut werden, macht sie ständig im Bett Gymnastik. Davon bin ich noch weit entfernt. Im Gegensatz zu ihr bin ich doch kerngesund.

Mama, ich habe ein Hühnchen mit dir zu rupfen

Ich könnte schreien, toben. Wild um mich schlagen. Ich bin so was von wütend auf sie. Sie redet nicht mit mir. Geht mir aus dem Weg. Ich fühle mich an den Pranger gestellt. Gefedert und geteert. Steht in Leuchtbuchstaben auf meiner Stirn: „Mama ist an allem schuld"? Ich bade im Selbstmitleid und es tut mir gut. Es sieht aus, als habe ich die Arschkarte gezogen. Alles, was ich tue, und das ist bitte jede Menge, ist nicht genug oder nicht richtig oder beides. Ich hab die Nase voll. Alle haben sich geschlichen, ich darf's auslöffeln. Alles fokussiert sich auf mich. Ich hab Lust, auf und davon zu gehen. Leckt mich alle am Arsch.

Ich bekomme Zugang zu meiner Wut. Aber noch suche ich das Ventil, damit der Druck entweichen kann. Aus mir herauspfeift wie aus einer Luftmatratze, wenn man den Stöpsel herauszieht. Und dann ist endlich Ruhe. Wohin soll ich sie richten, meine Wut? An meine kranke Tochter, die wie das Gespenst von Canterville durch die Wohnung schleicht? Nein, das tut man nicht, das hält sie doch nicht aus. Lieber warte ich ab und bleibe im Zweifelfall auf ihr sitzen.

Was lässt mich so defensiv sein? Ich bin doch sonst ein eher ungeduldiger Mensch. Abwarten ist nicht mein Ding. Lieber aktiv werden, anpacken und nach einer Lösung suchen. Will ich hier die Supermutter geben, die alles versteht, alles verzeiht und damit meinem Kind zeigen: „Schau her, wie ich dich liebe"? Oder mach ich aus tiefliegenden Schuldgefühlen noch immer den Müllschlucker?

Nein, ich denke, es ist noch etwas anderes im Spiel. Ich habe einfach keine Ahnung, was ich tun soll. Mir fehlt ein Rezept. Die äußere Hülle meiner Tochter kenne ich, aber drinnen sitzt jemand an den Schalthebeln der Macht, der macht sie für mich zu einem unbekannten Wesen. Würde heute ein Alien in meinem Garten landen, zu mir auf Besuch kommen, ich wüsste nicht, wie ich mit ihm umgehen soll. Er ist von einem anderen Stern. So geht es mir und das ist ein Scheißgefühl.

Außerdem steht mir die Liebe im Weg. Am liebsten möchte ich sie umarmen, halten, wärmen – ihr ist immer so kalt – und sie fühlen lassen, alles wird gut. Die Liebe hält mich zurück, ihr weh zu tun, und das wäre schnell passiert, wenn ich sie fordere. Mein Kopf weiß, das würde Bewegung in das eisige Klima bringen, es ist höchste Zeit. Aber dazu müsste ich sicher sein, dass Judith bereit ist, mit mir zu reden. Und das bin ich nicht.

Endlich kann ich Mama meine negativen Gefühle mitteilen. Ich liebe sie, verstehe mich gut mit ihr, aber das ist nicht alles. Jetzt kommt die Wut. Ich habe es satt, die brave, pflegeleichte, nette Tochter zu sein. Ich hoffe, ich bin der Auseinandersetzung gewachsen, es muss sein. Ich möchte mich befreien, von der Last, von dem Druck, der mir die Luft zum Atmen nimmt. Dann phantasiere ich von einer Zeit, wo ich wieder einen schönen Hintern, einen schönen Busen, einen schönen und gesunden Körper habe. Irgendwann einmal. Jetzt zeigt mir der Spiegel meinen ausgemergelten Körper. Die zwei Stelzen als Beine, die im Schritt einen großen Spalt bilden. Die spitzen Schultern, die kantigen Hüften, über die sich die Haut wie Pergament spannt. Unschwer kann man darunter das Skelett erkennen.

Zweimal Therapie pro Woche bei einer der anerkanntesten Therapeutinnen in Sachen Essstörung. Jeden Dienstag nimmt sie an einer fortlaufenden Gruppe für essgestörte Frauen im Wagner-Jauregg-Krankenhaus teil. Daheim ein Nest mit viel Liebe, Sicherheit, Aufgehobensein. Und Kater Merlin zum Kuscheln. Das muss doch zum Erfolg führen.

Ich habe ein so großes Bedürfnis nach Berührung von neutralen Menschen (Therapeutin, Masseurin etc.). Egal, ob diese Berührung angenehm, streichelnd oder voller Druck ist. Es tut mir so gut, wenn sich jemand um meinen Körper kümmert, ihn berührt, ihn fühlt, in ansieht und aus ihm „liest" wie aus einem Buch.

Judiths Weg führte in die falsche Richtung. Zurück zum totalen Bekenntnis zur Magersucht und damit zum größten Desaster.

Ich steh wieder ganz am Anfang. Lüge Mama ständig an. Schütte das Essen, das sie kocht, in den Müll oder ins Klo. Ich wiege sicher weniger als vor meiner Einlieferung ins Krankenhaus. Was passiert, wenn Mama das merkt? Wird sie mich rauswerfen? Oder lässt sie mich ins Krankenhaus einliefern und zwangsernähren? Wird sie mich verstoßen? Keine Ahnung. Ich bin so lustlos. Antriebslos. Trostlos. Der Gedanke, aus dem Leben zu gehen, kommt wieder. Er hat weniger zu tun mit Verzweiflung, sondern ist für mich mehr eine logische Konsequenz. Auf der Welt gibt es keinen Platz, also gehe ich einfach weg von dieser Welt.

Ich kann mir förmlich dabei zusehen, wie die alten Zwänge Besitz von mir nehmen. Jeden Tag perfektioniere ich mehr die alten Gewohnheiten. Ich lüge, vermeide Essen, erfinde Ausreden und spiele Verstecken. Gut machst du das, Judith. Bist auf dem besten Weg, wieder todunglücklich, einsam und zwangsgesteuert zu werden. Und bald wird es jeder merken. Die Vorwände halten nicht ewig. Wenigstens habe ich Mama heute gesagt, wie übel ich ihr manche Sachen nehme, wie viel Kraft es mich gekostet hat, immer gute Miene zum bösen Spiel zu machen, und wie tief diese Prägung sitzt. Endlich darf ich wütend, zornig sein!

Ich mag ins Krankenhaus, mag versorgt werden, mich ausruhen dürfen und nicht schon wieder kämpfen müssen. Ich bin weder stark genug, um für die Krankheit zu kämpfen, also zu hungern. Noch hab ich die Kraft, gegen die Krankheit anzukämpfen. Ich will die Verantwortung abgeben können.

Gestern habe ich mich mit meinen Freundinnen getroffen. Obwohl ich mich überwinden musste, war es ein ganz netter Abend. Sie meinen es gut, wenn sie mich bestärken, dass ich hübsch bin, sie mich toll finden und gern haben. Warum fühle ich das nicht, warum geht mir das auf die Nerven?

Die Magersucht liegt bei uns im Ehebett

Jetzt ist Hans am Limit. Er leidet unter akuter Machtlosigkeit. Machtlos, was Judith anbelangt, und zusehends auch machtlos, was mich anbelangt. Wir streiten uns, weil keiner von uns der Stein der Weisen findet. Jeden Tag dieselben endlosen Diskussionen ohne neue Erkenntnis. Früher, wenn wir zu Bett gingen, haben wir uns aneinander gekuschelt und den Tag Revue passieren lassen. Musik, Zärtlichkeiten, toll, dass wir uns haben. Jetzt liegen wir mit einem Meter Abstand im Bett und sind traurig. Manchmal habe ich das Gefühl, in der Mitte liegt die Magersucht. Wie eine dicke, fette Kröte. Wo wir auch sind, sie ist dabei. Als wir ein paar Tage auf Urlaub nach Italien fuhren, war sie auch nicht abzuschütteln. Es war unser schlimmster Urlaub. Langsam wird die Magersucht zum Prüfstein für unsere Beziehung.

Hat Hans vielleicht recht, wenn er sagt, er fühlt sich wie ein Drogendealer? So wie jemand, der einen Süchtigen ständig mit Stoff versorgt und gleichzeitig hofft, dass er clean wird. Ich habe etwas gebraucht, um diese heftige Metapher zu verstehen. Möglicherweise ist der Vergleich gar nicht so weit hergeholt. Machen wir aus Unkenntnis und falsch verstandener Liebe genau das, was Judith in ihrer Krankheit festhält?

Juhu, juhu. Silvia hat gesagt, dass ich richtig arg aussehe, krank. Endlich kann keiner mehr übersehen, dass es mir schlecht geht, dass etwas nicht stimmt mit mir, dass ich Hilfe brauche. Juhu auch, weil ich abgenommen habe. Die 40-Kilo-Marke ist gefallen. Die alten Glücksgefühle stellen sich ein, obwohl ich auf dem falschen Weg bin.

Ich trage mich mit dem Gedanken, in eine Rehaklinik zu gehen. Das macht mir viel Angst, weil ich weiß, dass ich dort essen muss. Ich trau mich noch nicht.

Der Neurologe hat meine Medikamentendosis erhöht, weil ich schlecht schlafe, unendlich müde bin und unmotiviert.

Liebe Mama.

Ich liebe dich. Ich bin froh zu spüren, wie gut es dir tut, mich in deiner Nähe zu haben. Erleichtert es dich, mich unter Beobachtung zu haben? Nimmt dir das die elende Unsicherheit, nicht zu wissen, was mit mir los ist? Nie würde ich daran zweifeln, dass du mich liebst und ich dir wichtig bin. Trotzdem lässt mich das Gefühl nicht los, dass alles wieder anders wäre, wenn ich gesund wäre. Dann könntest du dich wieder auf dein eigenes Leben konzentrieren. Aber meine Angst, du könntest dann wieder übersehen, wenn es mir schlecht geht, ist groß. Andere Sachen wären dann wichtiger. Ich habe Angst, dass ich dann mit meinen Problemen, die ich alleine nicht bewältigen kann, übrig bleibe.

Meine letzten sieben Jahre waren hart. Du hattest keine Ahnung von meinem Kummer, denn sonst hättest du eingegriffen. Ich weiß, ich habe die Rolle der glücklichen Judith sehr gut gespielt und dir damit wenig Chance gelassen, hinter die Fassade zu schauen. Trotzdem glaube ich, viele Hinweise ausgelegt zu haben, von denen ich mir gewünscht habe, dass sie gesehen werden. Das möchte ich nicht nur dir, sondern allen Menschen in meiner Umgebung sagen.

Unglaublich, es hat sich doch etwas verändert. Ich habe zwar weiterhin große Probleme mit dem Essen, aber viele Menschen sagen, dass ich mich verändert habe seit meinem Krankenhausaufenthalt. Offener, präsenter, bestimmter sei ich geworden. Ich bekomme mehr Wertschätzung, Respekt und ehrliches Interesse an mir. Sollte doch tief in mir drinnen der Wunsch nach einem gesunden, freien, lustvollen Leben noch am Leben sein und sich seinen Weg, ganz langsam und zaghaft, bahnen?

Gestern Abend war ich mit Hans und Mama total schick in der Verdi Diele essen. Wir haben mein „neues Leben“, meine „Befreiung“ gefeiert. Vorher hatte ich ganz schön Stress und Bammel vom dem Essen, aber im Restaurant war alles wie weggeflogen. Der Abend war einfach schön und stimmungsvoll, das Essen großartig. Und heute, wo ich das schlechte Gefühl und das schlechte Gewissen wegen der Völlerei schon erwartet habe, fühle ich mich gar nicht schuldig. Selbst wenn ich das Bedürfnis habe, ein derartiges Gefühl herbeiführen zu müssen, es stellt sich nicht ein. Auch kein Knoten in der Brust. Es ist toll. Trotzdem werde ich meiner guten Stimmung und meinem Optimismus nicht blind vertrauen.

Thin = Spiration. Dünnsein = Bewunderung

„Mama, schau mich an, ich bin so dürr. Ich finde mich hässlich."

Was soll ich darauf sagen? Vor dieser Frage habe ich Schiss, denn ich fürchte, es ist eine Fangfrage zur eigenen Standortbestimmung. Eine Frage, auf die ich nur die falsche Antwort geben kann. Stimme ich zu, ja, du bist zu dünn, bestätige ich Judith in ihrem Tun. Alles OK, du bist auf dem richtigen Weg. Verneine ich, animiere ich sie, noch einen Gang zuzulegen, noch mehr zu hungern.

Dauernd höre ich: Du bist so dünn, du bist so mager. Werde ich nur zur Kenntnis genommen, wenn ich hungere? Ich kann mir ganz und gar nicht vorstellen, wieder zuzunehmen bzw. zunehmen zu müssen oder zu wollen. Maximal ein oder zwei Kilo, aber sehen darf man es nicht. Ich will das nicht, ich kann das nicht, ich werde das mit allen Mitteln verhindern.

Mein Kind steckt in einem bis auf die Knochen abgemagerten Frauenkörper. Bizarre Hüftknochen, dürre Arme und Beine schockieren den Betrachter. Ich möchte aber Judith noch etwas näher beschreiben, um das Krankheitsbild herauszustreichen. Man könnte sonst meinen, sie ist ja nur dünn. Das ist in unserer Gesellschaft immer noch erträglicher, als schwer übergewichtig zu sein. Vierzig Kilo sind immer noch hübscher als hundertvierzig Kilo. Dieses Statement hörten wir nicht nur einmal. Das ist auch die Gefahr in unserer Welt, wenn es hübsch ist, darf es auch krank sein. Wer nicht attraktiv ist, kann mit weniger Nachsicht rechnen.

Wie sieht sie nun aus, meine Tochter? Das Einzige, woran ich sie immer und überall wieder erkennen würde, sind ihre wunderschönen großen, braunen Rehaugen. Glanzlos und starr sind sie geworden im Laufe der Zeit. Ihre dichten, schwarzen Haare sind struppig und fallen ihr aus, liegen verstreut im ganzen Haus herum. Ihre Gesichtsfarbe ist teigig, manchmal hat sie einen bläulich-violetten Schimmer. Ihr

Körper besteht aus Knochen, Sehnen, alles gut zu sehen, und Haut. Haut, die sich darüberspannt wie eine Folie. Schlimm sind ihr Hintern und ihre Beine anzusehen. Darauf mag ich nicht näher eingehen, weil ich sonst das Bild des Verhungerns nicht mehr aus dem Kopf bekomme. Rissige Lippen, ständig Herpes in der Nase und blaue Flecken am Körper.

Gar nicht davon zu reden, was sich unter Ausschluss der Öffentlichkeit im Inneren ihres Körpers abspielt. Die Weiblichkeit ist ohnehin schon eingefroren, wird sie jemals Kinder bekommen können, wenn das so weitergeht? Wird sie in der Mitte ihres Lebens von Alterserscheinungen geplagt sein, die sonst Siebzigjährigen vorbehalten sind? Oft krame ich Fotos der gesunden Judith hervor und sehe sie mir an. Dann setze ich mich an ihre Seite und wir versuchen, schöne Zeiten heraufzubeschwören. Immer mit der Hoffnung, dass es plötzlich „Klick" macht, und der Spuk ist zu Ende.

Zur Zeit habe ich keine körperliche Kraft. Wenn ich die Treppe zu meinem Zimmer hinaufgehe, spüre ich meine Beine. Drei Stockwerke führen zur totalen, momentanen Erschöpfung und zu Schwindelgefühlen. Ich bemerke, dass ich kein „Sitzfleisch" mehr habe. Wenn ich auf einem harten Untergrund sitze, tun mir sofort die Knochen am Hintern weh. Genauso ist es mit der Wirbelsäule, wenn ich mich an einer harten Oberfläche anlehne. Das sind die Dinge, die mir Glücksgefühle bescheren, weil sie mir meine Dünnheit aufzeigen und sie für mich spürbar machen.

Mein Körper scheint es mir zu danken, indem er es nicht schafft, irgendwelche Wunden zu heilen (z. B. Blasen an den Füßen). Das dauert unendlich lang. Die Aufschürfungen, die ich mir vor mehr als einem Monat mit den neuen Flip-Flops zugezogen habe, sind immer noch nicht verheilt. Außerdem bekomme ich blaue Flecken, obwohl ich gar nicht merke, dass ich mich gestoßen habe.

Ich habe immer das Gefühl, oder besser gesagt die Paranoia, dass alle Mädels im Grund dasselbe tun wie ich, vielleicht noch viel exzessiver. Wenn sie in meiner Gegenwart sind, tun sie so, als würden sie normal essen, um mich dazu zu bringen, mein Hungern aufzugeben. Wenn ich dann anfange zuzunehmen, haben sie ihr Ziel erreicht. Sie sind schlanker, disziplinierter und fühlen sich überlegen. Ich bin die doofe Betrogene.

Ich ziehe mich immer mehr in meinen Mikrokosmos zurück. Bin alleine unterwegs, treffe mich nicht mit Freunden und gehe nicht ans Telefon. Totale Abschottung, es wird immer schwieriger, wieder herauszufinden. Aber der Gedanke ans Hinausgehen in die Welt ruft nur Anspannung und Stress hervor. Mir fallen die Rasierklingen in meinem Badezimmerschrank ein ...

Liebes Tagebuch. Einzige und wahre Vertraute

Ich hasse mich. Viel zu oft liege ich in meinem Bett, döse so dahin und der Gedanke, mein Leben zu beenden, verschafft mir etwas Frieden. Ich wünsche mir nichts mehr als eine Pause, in der ich ein „normales Leben" leben kann, bevor ich mich wieder an die Arbeit mache, mein eigentliches „krankes Leben" auf ein „normales Niveau" zu bringen. Eine Pause, wo das Essen kein Thema ist, wo die Tage unbeschwert sind und ich ohne Verkrampfung, Stress und Druck in den Tag hinein leben kann. Etwas unternehmen, Spaß haben, glücklich und entspannt sein, Lust auf das pralle Leben verspüren und mich dieser Lust auch hingeben dürfen. Einfach eine Auszeit, Ferien! Einmal wieder wirklich unbekümmert sein. Ein Königreich für all das. Alles, was ich habe, mein Leben, setze ich ein, um glücklich sein zu dürfen.

Ich habe mich in den letzten Jahren so unglaublich angestrengt, so viel gegeben. Diese Strapazen, die die Magersucht mit sich bringt, die permanente Anpassung, um den Erwartungen der Umwelt zu entsprechen. Ich gebe zu, ich bin nicht wirklich vorangekommen. Bin immer weiter auf der Suche nach Geborgenheit, Sicherheit. Wie einen großen, weichen Ohrensessel stelle ich mir diese Gefühle vor. Eine Gelegenheit zum Ausruhen nach dem endlosen Fußmarsch. Ein Rastplatz, wo ich mich erholen kann.

Vielleicht bin ich schon zu weit von einem normalen Leben entfernt, dass ich die Hoffnung darauf aufgeben muss? Wie schön wäre es, wenn ich mich über die Dinge stellen könnte, aus der Rolle der Angepassten heraustreten und zu meinen Eigenarten stehen könnte.

Ich möchte in den Arm genommen werden. Beschützt werden. Geliebt werden. In der letzten Therapiegruppe mussten wir den Satz vollenden: „ Mein Körper ist ..." Ich musste nicht lange überlegen: Mein Körper ist das, was ich so gerne lieben möchte. Dieser Zwiespalt, einerseits die große, mächtige Sehnsucht ihn anzunehmen, ihn liebevoll anzusehen und zu berühren und gleichzeitig die Wut und der Hass auf ihn, macht mich unendlich traurig, lässt mich resignieren. Ich fühle mich gefangen in meiner inneren Welt. Ich möchte sterben.

Wir dürfen Judiths Welt betreten

Judith hat mir ihre Tagebücher überlassen. Acht Bücher, hunderte eng beschriebene Seiten. Außen kunstvoller Einband, innen drin das Grauen. Ich habe sie alle gelesen. In kleinen Dosen, anders kann man das nicht aushalten. Einzelne Original-Auszüge habe ich hier, mit ihrer Erlaubnis, veröffentlicht. Alles dreht sich ums Gewicht. Zehn Deka mehr und die Welt geht unter. Zehn Deka weniger erzeugen Hochstimmung.

Weiter so. Jeden Tag werde ich ein wenig weniger. Panikattacken, Schwächeanfälle beweisen, dass ich es richtig mache. Hungern ist nicht mein Problem, sondern die Lösung meiner Probleme.

Außerdem komme ich mit der Tatsache nicht klar, dass sich Judith schon lange Zeit Gedanken um die verschiedenen Arten, ihr Leben zu beenden, gemacht hat. Kurz und möglichst schmerzarm. Mit dem Ziel, endlich Ruhe und Frieden zu finden. Monatelang Eintragungen um dieselbe Sache. Abschiedsbriefe an die Menschen, die sie liebt, sind bereits geschrieben. Wo sind die Emotionen? Es wirkt, als handle es sich um ein Projekt, das abzuwickeln ist. Warum fürchtet sie sich nicht vor dem Sterben? Warum ist so selten die Rede vom Leben? Von ihren Wünschen, Träumen und Sehnsüchten?

Als ich sie das erste Mal im Krankenhaus besuchte, hatte sie Beruhigungsmittel bekommen. Ihre Ärztin erklärte mir, dass Judith eine Verschnaufpause braucht, bevor ihr das ganze Ausmaß ihrer Lage zu Bewusstsein kommt. In ihrer ganzen Zartheit lag sie im Bett. Ich hatte den Eindruck, dass die Qual aus ihrem Gesicht gewichen war. Sie sah traurig und verletzt aus. Wenn sie ihre dick bandagierten Handgelenke anschaute, flossen die Tränen. Als ich sie fragte, warum sie sich die Pulsadern aufgeschnitten hat, antwortete sie:

„Ich wollte, dass der ganze Druck aus mir herausrinnt."

Endlich konnte sie weinen.

Gleichzeitig war ich gekränkt, enttäuscht und wütend, dass sich Judith lieber das Leben nehmen wollte, als mit mir zu reden. Ich empfand das als Beleidigung, als Zurückweisung, als Strafe. Bis ich verstand, dass Judith total vereinsamt und eine gesunde Kommunikation gar nicht mehr möglich war. Die Krankheit hatte ihr mit Erfolg suggeriert, dass sie es nicht wert ist, Zeit und Anerkennung von uns zu bekommen.

In diesen Tagen wurde mir bewusst, was ich ändern musste. Ich gestand mir ein, dass meine Stimmung, mein Tun davon abhängig war, was Judith tat, wie Judith sich fühlte. Dass ich mich zu sehr auf ihre Erkrankung zentrierte und eigene Wünsche, Bedürfnisse zurückstellte. Als Mutter fühlte ich mich besonders an meine Tochter gebunden, was mich glauben ließ, dass es in meiner Macht liegt, Unheil abzuwenden und mich permanent um sie zu kümmern zu müssen. Ich habe einmal gelesen, dass in essgestörten Familien jeder die Verantwortung für den anderen, aber keiner für sich selbst übernimmt.

Das wollte und musste ich ändern. Lieben und loslassen. Leicht gesagt, schwer durchzuhalten. Nicht das Lieben, aber das Loslassen. Loslassen ist ein so häufig gebrauchtes Wort, aber wie ist es zu verstehen? Ich glaube, im Wesentlichen bedeutet es, Dinge hinzunehmen, die ich nicht ändern kann. Damit akzeptiere ich meine eigenen Grenzen. Das bedeutet, dass es nicht in meiner Macht liegt, ob Judith die Krankheit hergibt. Was aber nicht heißt, die Verantwortung abzugeben, wo sie erforderlich ist. Loslassen braucht Vertrauen. Vertrauen in Judith, dass sie ihren Weg finden und gehen wird, auch wenn es im Moment gar nicht danach aussieht. Aber auch Vertrauen in mich selbst, dass ich mit der Situation, so wie sie ist, fertig werde.

Jetzt, viele Monate später, gelingt es mir langsam, das Gute im Schlechten zu erkennen. Sie musste offenbar so weit gehen, sie musste mit dem Rücken zur Wand stehen. Schmerzlich erfahren, dass es nur mehr nach vorn gehen kann, denn hinter ihr ist ein Loch, das verschlingt sie beim nächsten Schritt nach hinten.

Was ich unheimlich an Judith schätze und bewundere, ist, dass sie nicht wusste, wie es weitergehen könnte, und sich trotzdem für das

Leben, für einen Neuanfang entschieden hat. Wenn auch aus der Verzweiflung heraus, aber oder gerade deshalb über alle Maßen mutig.

Zu diesem Zeitpunkt ist sie magersüchtig, hochgradig depressiv und dennoch entschlossen, den Strohhalm zu ergreifen. Wenn nicht jetzt, wann dann? Angst macht ihr, dass sie keine Vorstellung mehr hat, wie ein glückliches Leben aussehen könnte. Wie sich das anfühlt. Zu lange ist das her. Ob das überhaupt für sie vorgesehen ist? Trotzdem, einen Versuch ist es wert. Sie hat nichts zu verlieren, sie kann nur gewinnen.

Auf der psychiatrischen Station des Wagner-Jauregg-Krankenhauses kommt Judith zur Ruhe. Hier fühlt sie sich verstanden und angenommen. Hier, in diesem sicheren geschützten Rahmen kann sie die Verantwortung abgeben, hier wird für sie gesorgt. Etwas, das sie sich seit langem sehnlichst gewünscht hat. Macht die Erfahrung, dass Sie den Menschen wichtig ist, nicht ihre Krankheit. Überwindet sich zu vertrauen und Stück für Stück Hilfe anzunehmen. Loslassen können, das würde sie gerne. Einfach loslassen und sich frei fühlen. Jetzt steckt sie noch in der Zwangsjacke der Krankheit, sie umschließt sie wie eine zweite Haut.

Ich suche das Gespräch mit der Oberärztin der Station. Möchte wissen, wie sie die Lage einschätzt, wie die Prognosen sind. Es wird ein langes Gespräch. Erstmals fühle ich mich verstanden. Das offene Gespräch nimmt mir etwas von meinen Selbstanklagen, meinem Vorwurf, unfähig zu sein, meiner Tochter helfen zu können. Ich erfahre, dass Judith noch keine bleibenden Schäden, weder Organ- noch Hirnschäden hat. Um Gottes Willen, ein so hohes Risiko ist sie eingegangen? Auf die Frage, wie ich mich verhalten solle, bekomme ich sinngemäß die Antwort:

„Helfen Sie ihr, die Verantwortung für ihr Leben Schritt für Schritt wieder in die eigenen Hände zu nehmen. Lieben Sie ihre Tochter, bieten Sie Halt und Sicherheit, aber therapieren Sie sie nicht. Lösen Sie sich von der Schuldfrage. Ein einzelner Mensch kann nicht die Ursache für die Magersucht Ihrer Tochter sein. Verzeihen Sie sich Ihre Versäumnisse. Ihre Tochter wird nicht aus dem Grund gesund werden, weil Sie jetzt die Vorzeigemutter geben und Harmonie nachholen wollen. Sie wird gesund werden, weil es ihr eigener Antrieb ist. Oder auch nicht. Vor allem, lassen Sie sich nicht auf's Glatteis führen. Nennen Sie die Dinge beim Namen, ohne Scheu, ohne Scham. Sie wird rebellieren und im selben Moment froh sein, dass sie dadurch neue Erfahrungen machen kann. Ihre Tochter ist süchtig, sie wird einen langen Weg gehen müssen, um sich davon zu befreien."

Und jetzt? Wie geht es weiter?

Ein stationärer Aufenthalt in einer Einrichtung für Menschen mit Essstörungen wird empfohlen. Allein wird sie es nicht schaffen. Sie braucht ein Umfeld, wo sie den Weg zurück ins Leben finden kann. Wieder lernt zu essen, zu reden, Gemeinschaft auszuhalten, Verantwortung zu übernehmen. Sie ist einverstanden. Wir tragen alles zusammen, was Rang und Namen hat, schauen uns die Erfolgsquoten an, die diese Institutionen in der Behandlung von Magersucht vorweisen können. Ganz vorne steht die Klinik Roseneck in Priem am Chiemsee. Die schauen wir uns an.

Es ist unser erster gemeinsamer Ausflug seit langer Zeit. Bei Sonnenschein kommen wir am Chiemsee an, ein Urlaubsort. Wasser, Boote, Cafes, alles sehr beschaulich. Wir sind guter Dinge.

Schon beim Eingang in die Klinik tut sich eine eigene Welt auf. Dünne Gestalten gleiten lautlos über den Gang, scheinen fast zu schweben. Eine Frau in kurzen Hosen kommt auf uns zu. Es muss wohl eine Frau sein, denn sie hat lange Haare. An der Figur hätte ich sie nicht zuordnen können. Jung oder alt kann ich nicht sagen, sie ist ein knochiger Schatten. Ich verscheuche Bilder aus den Konzentrationslagern aus meinem Kopf. Sieht so die Zukunft meiner Tochter aus? Ich bin zutiefst schockiert und erschüttert. Ich merke, dass auch Judith erstarrt. Aber sie hat ganz andere Probleme.

„Ich bin gar nicht so dünn, ich gehöre nicht hierher. Ich hab kein Anrecht auf Hilfe, weil ich noch nicht so abgemagert bin bis aufs Skelett.“

Das gibt mir den Rest, ich schlucke die Tränen mit der Verzweiflung und der Wut hinunter. Das kann doch nicht wahr sein. Dass ihr bei diesem Anblick der Schrecken in alle Glieder fährt, das hätte ich erwartet. Dass jetzt genau in diesem Moment der erste Schritt zur Heilung erfolgt, weil sie nicht aussehen möchte wie diese junge Frau in ihrem müden, alten Körper. Manchmal ist es ganz schwer, nicht zu resignieren.

Die Begrüßung des Klinikpersonals ist herzlich. Wir sind willkommen, machen den Rundgang durch die Stationen. In den Gängen begegnen uns extrem untergewichtige Menschen, aber auch adipöse Frauen versuchen hier, gesund zu werden. Je mehr ich sehe, desto sicherer werde ich, ich kann mein Kind nicht hier lassen. Ich bringe es nicht übers Herz. Die Welt hier macht mir Angst. Auch wenn sie gut arbeiten, hier sogar bedeutende Persönlichkeiten der Öffentlichkeit aus und ein gehen und tolle Erfolge haben, das ist kein Platz für sie.

Danke, wir nehmen alle Informationen mit, das Klinikvideo, aber jetzt müssen wir an die frische Luft. In die Sonne, hinein ins ganz normale Alltagsleben, wo die Kinder brüllen, weil sie kein Eis kriegen und die Oma am Opa herumnörgelt.

Wir sind erschöpft, setzen uns ins Cafehaus und schauen aufs Wasser. Umklammern uns wie Ertrinkende und heulen, was das Zeug hält. Rotz rinnt uns herunter, es ist wie ein Dammbruch. Ich bekomme plötzlich unendlichen Hass auf diese Krankheit. In diesem Moment weiß ich, das lasse ich nicht zu. Ich lasse nicht zu, dass meine Tochter von der Magersucht vereinnahmt und aufgefressen wird. Ich werde diesen Dämon bekämpfen, so gut ich es als Mutter vermag. Heute habe ich das erste Mal mit eigenen Augen gesehen, dass Menschen sich zu Tode hungern wollen und können. Ein demütigendes, langsames Dahinvegetieren, den Tod immer im Visier.

Nein, ich stelle mich in den Weg. Bewaffnet bis an die Zähne.

„Komm Judith, nimm den Kampf auf, ich kämpfe mit dir".

Als Nächstes sehen wir uns die Klinik für Psychosomatik in Enns an. Es ist eine Empfehlung des Wagner-Jauregg-Krankenhauses. Judith wehrt sich, einige ihrer Kolleginnen waren dort stationär und sind nun wieder auf der Psychiatrie gelandet. Auch ich bin nicht erfreut, der Krankenhauscharakter stört mich. Ich sehe Judith in einer Wohngemeinschaft mit grüner Wiese und viel Natur rundherum, wo der Seele Flügel wachsen.

Als ich Judith wieder abhole, ist sie begeistert. Vor allem von Schwester Eva, sie hat sich viel Zeit genommen und ihr das Gefühl gegeben, dass sie hier willkommen und gut aufgehoben ist. Judith erzählt, dass sie bei Schwester Eva das Gefühl hatte, dass sie hinter der Krankheit den Menschen Judith sieht. Liebevolle Zuwendung als Heilfaktor? Die Entscheidung fällt Judith leicht, beim Beginn der nächsten Therapiegruppe wird sie dabei sein. Sie ist aufgeregt, ich bin es auch.

Gestatten, ich bin die Magersucht. Jetzt rede ich.

Ich finde, es ist höchste Zeit, dass auch ich zu Wort komme. Ich bin die Hauptakteurin in Judiths Leben. Jene, die die Fäden zieht, die bestimmt, wo es langgeht. Ich bin ihre Magersucht. Ich trete als Alternative zum Leben an. Wenn du mit dem Leben nicht klarkommst, dann folge mir. Join me. Ich bin dein Retter. Seit vielen Jahren leben wir zusammen, ich kenne Judith besser als sie sich selbst. Umgekehrt ist es mir lieb, wenn ich etwas mysteriös und unergründlich bleibe für sie, denn dann sitze ich gut im Sattel, brauche nicht um meine Macht zu bangen.

Wie kamen wir zusammen? Ich hatte sie schon einige Zeit im Auge, ich habe sie ausgewählt. Ich war zur Stelle, als Judith in die Pubertät kam. Zu dieser Zeit hatte sie etwas den Boden unter den Füßen verloren. Sie war unsicher und wusste nicht genau, wohin mit all den widerstrebenden Emotionen. Ihr Körper wurde runder, weiblich, was ihr auch nicht gefiel. Das war meine Chance. Ich bot mich als Freundin an. Sie wollte dazugehören, sich besser fühlen, abnehmen. Ich hatte die Lösung, ein Geheimrezept. Nicht die übliche Diät, wo man nach drei Tagen aufgeben muss, weil man den Hunger nicht mehr aushält. Ich bin Spezialistin dafür, zwei Fliegen mit einer Klappe zu schlagen: abnehmen und trotz hungern, oder gerade deshalb, sich dabei groß und mächtig fühlen. Durch mich hat es Judith geschafft, erstmals wirkliche Bedeutung zu erlangen. Natürlich nur für sich selbst, ganz im Stillen. Es war unser Geheimnis, das war ausgemacht zwischen uns. Um genau zu sein, ich habe es ihr verboten, auch nur ein Wort von uns zu erzählen. Unter Androhung von Strafe selbstverständlich. Denn die Gefahr, dass es jemand schafft, sie mir aus den Fängen zu reißen, war zu groß. Der Deal war, dass Judith so lange unsere Beziehung geheim halten muss, bis ich ein Teil von ihr war und die Herrschaft über sie und ihr Leben übernommen hatte. Aus diesem Grund war es anfangs so wichtig, die Fassade der Normalität aufrechtzuerhalten. Öffentlich so zu tun, als ob alles in Ordnung wäre, privat durfte sie dann die Maske ablegen und mir frönen.

Täglich, manchmal stündlich habe ich sie gewarnt, sollte sie sich gegen mich wenden, steht sie mutterseelenallein da. Ich bin ihre einzige Vertraute, ich dulde niemanden neben mir. Deshalb war es auch mein Ziel, sie von ihrer Familie, ihren Freunden, Bekannten, also von Leuten, die sich für sie interessierten, die sie lieben, zu isolieren. Langsam aber sicher. Die Regeln, die ich vorgebe, führen genau dorthin. Hungern, jeder Bissen im Mund ist verwerflich und zieht Ekel, Schuld- und Versagensgefühle nach sich. Essen in Gesellschaft ist streng verboten, ebenso Gefühle zulassen.

Ich habe mich als Vorbild präsentiert. Judith, du hast wenig Orientierung? Kein Problem, ich sage dir, was du willst und was du brauchst. Ich bin eine Meisterin im Manipulieren. Wie ich das mache? Zuerst manipuliere ich das Selbstbild. Ich lenke die Aufmerksamkeit auf die dickste Stelle am Körper. So unvorstellbar es klingt, aber jede Magersüchtige hat trotz aller Dünnheit eine Stelle, wo sich noch etwas Fett zwischen die Finger knubbeln lässt. Ich schaffe es, ein Gewicht von 50 Kilogramm aussehen zu lassen wie 150 Kilogramm. Dazu Schuldgefühle, Ekel, Abwertung.

Wichtig war auch, dass ich Judith zum Sündenbock mache. Alles, was geschieht, ist mein Wille. Ich habe das Sagen. Es muss aber so aussehen, als wäre es Judiths Wille. Sie bekommt dann das Fett ab und ich bleibe im Verborgenen. Ich, die Magersucht, bin nur ein Teil von Judith. Ich setze mich auf ihre Persönlichkeit drauf, salopp gesagt, und forme sie nach meinem Belieben.

Ich gebe zu, ich habe sie belogen. Ich wollte sie mir untertan machen, wollte dass sie nur mehr auf mich hört. Dazu musste ich ihr eine Reihe von Versprechungen machen. Zum Beispiel, dass nur ich sie glücklich machen kann. Dazu gibt es Bedeutung, Macht, Stärke, Anerkennung, Geborgenheit. Alles aber nur zu erreichen durch übermenschliche Disziplin. Durch Kasteiung, Verzicht und Selbstbestrafung. Meine Macht wird umso größer, je mehr durch das Hungern die Kräfte schwinden und mein Opfer willenlos wird. Dann ist es von mir abhängig und ich kann mich austoben, wie es mir gefällt. Zu dieser Zeit war Judith schon klar, dass ich ihr ursprünglich die Sterne vom Himmel versprochen hatte, sie sich aber mit mir die Hölle eingehandelt hatte.

Bis zu diesem Zeitpunkt war ich relativ ungestört. Das ist auch die Voraussetzung, damit ich richtig Fuß fassen kann. Große Angst habe ich, wenn jemand versucht, in unsere Welt einzudringen. Wertschätzende, liebevolle und konfliktfähige Eltern, Partner und Freunde sind meine größten Feinde. Ich fürchte sie mehr als alles andere. Es musste mir gelingen, die Familie zu entzweien, die Ohnmacht der Eltern arbeitet mir in die Hände. Wenn sie einmal eine Ahnung haben, ich könnte mit im Spiel sein, werden sie unberechenbar. Ich muss dann alles dransetzen, damit meine Tarnung nicht auffliegt. Muss mein Opfer noch mehr erniedrigen, um es nicht zu verlieren.

À propos Feinde. Ich habe jede Menge Feinde. Sich selber spüren, Liebe, Lachen, Vertrauen, Freude, Begeisterung, Sexualität, Zärtlichkeit, Ziele, Wünsche, Widerstand und kritische Fragen. Essen, Trinken, Feiern, Ausgelassenheit. Das ganze pralle Leben ist eine einzige Gefahr und damit meine größte Konkurrenz. Ich musste es schaffen, Judith von diesen Abenteuern fernzuhalten. Denn hätte sie einmal ihre Nase dort hineingesteckt, wäre sie mit Sicherheit nie mehr zu mir zurückgekehrt.

Judith war bereit zu sterben. So perfekt habe ich meine Arbeit gemacht. Sich mit mir zu verbünden, sich mir zu verschreiben bedeutet automatisch, den Tod in Betracht zu ziehen.

Genau zu diesem Zeitpunkt kam der große Bruch. In der Klinik war sie plötzlich umgeben von Menschen, die sich für sie interessierten, mit ihr mitfühlten, sie verstanden und trösteten. Sie bekam Zuspruch, spürte Zuneigung und Wärme. Redete über ihre Probleme, ihre Wunden. Durch die Gespräche bemerkte sie, wie weit ich Sie vom realen Leben abgekoppelt hatte. Sie erzählte von mir und vermutlich war das der Anfang von meinem Ende. Aber so schnell gebe ich mich nicht geschlagen, zu viele Jahre war sie meine treue Dienerin.

Ich hatte schwer zu kämpfen gegen den plötzlichen Widerstand. Nicht nur den Widerstand von außen wie Therapie, kochen, gemeinsam essen, neue Freundschaften und vieles mehr. Nein, ganz besonders gegen den Widerstand, den Judith in ihrem Inneren mobil machte. Sie wollte autonom sein, frei. Die Zeit in der Klinik in Enns war die schrecklichste für mich. Ich verlor an Boden. Plötzlich hatte ich nicht mehr die alleinige Macht über ihre Gedanken und damit auch nicht mehr über ihr Tun. Ich befahl mit noch mehr Nachdruck und Gewalt, zu mir zurückzukehren, aber Judith war bereits mit dem Virus vom glücklichen, freien Leben infiziert. Wenn es ihr schlecht ging, und das war oft, packte ich die Gelegenheit beim Schopf und beschwor sie um der guten alten Zeiten willen. Versuchte ihr klarzumachen, dass das jetzt ihre große Prüfung wäre. Simple Tricks, um sie vom Weg abzubringen. Die gilt es zu überstehen und dann würde sie in den Magersucht-Olymp aufsteigen. Dann wäre endlich für alle sichtbar, zu welch disziplinärer Hochleistung sie fähig ist und dass alle Versuche, sie auf den Weg der Lebensfreude zu führen, aussichtslos sind. Meine Glücksmomente währten nur kurz, sie begann mich zu hassen.

Ich bin zäh und ausdauernd. In der Klinik verhielt ich mich eher zurückhaltend, ich wartete auf die Zeit im ganz normalen Leben. Als sie wieder nach Hause kam, war nichts mehr wie vorher. Ich redete auf sie ein, aber bis auf die Tatsache, dass ich ihre Stimmung verschlechterte, passierte nichts. Sie weinte, war traurig. Und sie aß! Redete über ihre Gefühle. Die bittere Wahrheit ist, Judith hatte sich gegen mich entschieden. Gegen mich, das bedeutet, für das Leben. Ich mache mir keine Illusionen mehr, ich bin nicht mehr die uneingeschränkte Herrscherin in ihrem Haus.

Viel Zeit ist vergangen und ich bin nur mehr ein Schatten meiner selbst. Aber ich bin noch da. Ich kann nicht mehr viel bewirken, ich kann nichts mehr anordnen. Meine Drohungen gehen ins Leere und was mich besonders demütigt, ist die Tatsache, dass ich ihr lästig geworden bin. Wie ein Parasit, der sich im Fell versteckt und manchmal zubeißt. Es ist nur mehr eine Frage der Zeit, wann ihr der Geduldsfaden endgültig reißt. Dann bin ich Geschichte.

Psychosomatische Klinik Enns

Die durchschnittliche Aufenthaltsdauer beträgt zwischen sechs und acht Wochen, wobei die ersten beiden Wochen der Orientierung dienen, in denen die PatientInnen das Behandlungsangebot kennenlernen können und gemeinsam individuelle Therapiepläne entwickelt werden. „Nachdem es in der Behandlung auch um das Erkennen und Verändern von krankmachenden Anpassungsmustern geht, brauchen die PatientInnen viel Mut, um sich auf eine solche Behandlungsform einzulassen“, sagt die Oberärztin. „Deshalb ist es auch wichtig, auf das therapeutische Klima in der Tagesklinik zu achten und vertrauensbildende Strukturen aufzubauen.“ Das heißt, jede/r PatientIn hat eine/n therapieverantwortliche/n ÄrztIn oder PsychologIn zugeordnet, ebenso eine Bezugsschwester und zur Vertiefung eine/n BezugstherapeutIn. „Die TherapeutInnen stimmen sich untereinander ab, ausschlaggebend für die Richtung des Therapieprozesses sind die Ziele, die die PatientInnen während ihres Aufenthaltes erreichen möchten.“

(Quelle: www.lkh-steyr.at)

Ich habe große Angst. Was erwarten sie von mir? Was ist, wenn ich das, was sie hier von mir fordern, nicht erfüllen kann? Essen, noch dazu mit anderen oder gar unter Aufsicht. Vierundzwanzig Stunden Gemeinschaft, ein Zweibettzimmer, wo ist mein Versteck, das ich so dringend brauche? Andererseits, ich habe keine Wahl, ich kann nicht mehr warten.

Es ist soweit. Judith zieht mit einem Koffer und einer Mischung aus Unbehagen und Hoffnung in die Therapiegruppe. Ich begleite sie, es ist für uns beide ein schwerer, angstvoller Weg. Der Druck, hoffentlich schafft sie es diesmal, ist groß und liegt schwer auf meiner Brust. Was aber, wenn nicht? Wird sie dann zeit ihres Lebens von einer Therapieeinrichtung zur nächsten weitergereicht, werden Krankenhäuser und psychiatrische Stationen zur zweiten Heimat werden? Halt, es ist zu früh, sich damit zu beschäftigen. Es kann alles ganz anders kommen.

Die Hoffnung bleibt meine treue Begleiterin, auf sie ist Verlass.

„Mama geh' jetzt. Lass mich bitte alleine."

Es ist Zeit, ich trenne mich schweren Herzens von meiner Tochter. Andere werden sich jetzt intensiv um sie kümmern. Menschen und Spezialisten, die wissen, was in so einer Situation zu tun ist. Ich darf wieder einfach Mutter sein und einen Teil der Verantwortung hier lassen. Auf Wiedersehen mein Kind, alles wird gut.

9.13 h Ankunft in der Klinik in Enns. Ich bin eine der Ersten. Wie werden die anderen sieben Menschen sein, mit denen ich hier zwei Monate zusammen sein werde? Nach und nach trudeln sie ein. Sechs Frauen zwischen achtzehn und dreißig, ein Mann mit dreiundzwanzig Jahren. Blitzschnell laufen alle durch meinen Scanner, die ist dünner, die sieht kränker und schlechter aus. Sofort befällt mich die alte Angst, habe ich ein Recht hier zu sein? Meins ist pipifax. Ich sehe nicht aus, als wäre ich dem Tod von der Schaufel gerutscht, daher nehmen sie mich vielleicht nicht ernst. Gewähren mir meinen Platz nicht, die anderen sind wichtiger, sind vor mir dran.

Am ersten Tag werden wir mit den Regeln vertraut gemacht. Drei Mahlzeiten, Frühstück, gemeinsames Mittagessen mit Essensbegleitung, Abendessen. Kein Alkohol. Täglich maximal drei Stunden Ausgang. Dafür muss der BMI bei 16 liegen, darunter gibt es individuelle Regeln. Das Ziel ist, ein halbes Kilo pro Woche Gewichtszunahme. Hier handelt es sich um eine Empfehlung, Pflicht ist es nicht. À propos Pflicht. Ich habe befürchtet, ich werde kaserniert und gezwungen zu essen. So ist es nicht und es ist gut so. Ich habe den Schrecken in den Augen meiner Mutter bemerkt, als ich es ihr erzählt habe. Hat sie insgeheim gehofft, dass andere tun, was sie nicht übers Herz gebracht hat? Die Ärztin weist uns darauf hin, dass wir alle freiwillig hier sind. Die Verantwortung für unseren Prozess tragen wir. Die Klinik unterstützt uns mit einer Reihe von therapeutischen Maßnahmen. Also wird es in einem hohen Maß auf mich ankommen, was ich daraus mache. Schon wieder so viel Verantwortung!

Zwei Tage höre ich nichts von Judith. Die Gewissheit, sie in Sicherheit zu wissen, beruhigt mich. Ich erinnere mich, dass ich einen Mann und Söhne habe, die ich vernachlässigt habe. Es ist höchste Zeit, dass ich mich wieder mehr um mich und mein Leben kümmere. Möchte nicht in Selbstmitleid ertrinken, kein Opfer der Umstände sein. Mehr noch, ich will das Blatt wenden. Möchte die Krise dazu nutzen, um gestärkt daraus hervorzugehen. Um Erfahrungen und Erkenntnisse reicher, auch um Narben, das ist klar. Das haben Verletzungen so an sich, dass sie Male hinterlassen. Aber ich will sie nicht vertuschen, als Makel sehen oder mich ihrer schämen. Sie gehören zu mir und zeugen von einem intensiv gelebten Leben.

Beim ersten Besuch habe ich Judith ein Tagebuch gebracht, weil ich dachte, sie will die Zeit in der Klinik dokumentieren. Sie hat mich lange angesehen, es mir wieder in die Hand gedrückt mit den Worten:

„Danke Mama, aber das brauch ich jetzt nicht mehr. Ich möchte lernen, über die Dinge zu reden. Sie nicht mehr stumm mit mir herumtragen, denn das hat mir nur Verderben gebracht."

Lass dich umarmen, mein Kind, das ist das Schönste, was du mir seit langem gesagt hast.

Worauf habe ich mich da eingelassen? Das Frühstück geht ja noch, da sitzen wir zwanglos zusammen und niemand sieht uns zu. Wir lernen uns kennen, reden, da ist der Druck zu essen nicht so groß. Vor dem Mittagessen fürchte ich mich. Erstens kann ich nur das essen, was ich selber zubereitet habe. Hier weiß ich nicht, was drinnen ist, und das stresst mich über alle Maßen. Nachdem es wie gesagt keinen Essenszwang gibt, essen einige meiner Kollegen nichts oder nur unmerklich mehr als nichts. Es gibt die Regel, dass jeder alles probiert: Suppe, Hauptspeise, Nachspeise. Das gilt als Wertschätzung für den Koch. Er hat sich bemüht, für uns etwas Gutes zu kochen und deshalb geben wir ihm die Ehre. Meine Nachbarin zieht lange Linien durch das Kartoffelpüree und verschiebt die Erbsen von einer Seite auf die andere und wieder zurück. So vergeht auch die Zeit. Ich esse etwas Suppe, etwas Salat, etwas Beilage. Keinesfalls Sauce, nichts, was darinschwimmt. Es kommt nicht viel zusammen, aber dennoch habe ich das Gefühl, ich fresse.

Was mir hilft, sind meine persönlichen Affirmationen. Diese „heilenden Sätze“ sind meine Helfer beim Essen. Jeder von uns formuliert seine Affirmationen, schreibt sie auf und liest sie mehrmals täglich oder spricht sie laut aus. Die Ärztin sagt, sie sind eine wirkungsvolle Selbsthilfemethode, die auf das Unterbewusstsein einwirken und zu einer Änderung eingefahrener Denkgewohnheiten führen können. Meine wichtigsten Affirmationen sind:

„Ich habe das Recht auf Unterstützung, auch wenn ich esse.“
„Es darf mir gut gehen.“
„Ich darf essen. Ich darf mich spüren.“
„Es gibt Menschen, die mich lieben. Nicht weil sie müssen, sondern weil sie wollen.“
„Ich darf beim Essen meine Gedanken abschweifen und positiv beeinflussen lassen.“
„Der wichtigste Mensch in meinem Leben liebt mich bedingungslos.“
„Ich bin für andere nicht unsichtbar, wenn ich fröhlich bin.“
„Ich bin nicht maßlos. Ich darf meinen inneren Grenzen vertrauen.“
„Meine Eigenheiten machen mich liebenswert.“
„Ich bin kompatibel mit der Welt und den Menschen, die mir wichtig sind.“

Unser Tagesprogramm ist randvoll und das ist gut so. Morgenrunde, Musiktherapie, Essstörungsgruppe, Kunsttherapie, Körpertherapie, Einzeltherapie, Kochen, Fertigkeiten (was tun, wenn der innere Druck steigt und steigt? Was könnte dann hilfreich, entlastend sein?), Entspannungsgruppe. Ich freue mich auf die erste Gruppentherapie. Möchte mehr erfahren über die Schicksale meiner Mitkämpfer. In dieser Runde will ich unbedingt eines meiner größten Probleme anpacken. Es ist die ewige Frage: Wo ist mein Platz? Habe ich einen Platz und wenn ja, wie kann ich ihn einnehmen? Wer gibt ihn mir oder muss ich ihn mir selber nehmen. Wenn ja, wie geht das?

In der ersten Gruppensitzung reden wir über unsere größten Ängste und unsere größten Wünsche. Ich muss nicht lange nachdenken, mein größter Wunsch ist, einen guten Platz zu haben und mir dieses Platzes auch sicher zu sein. Meine größte Angst ist, dass es diesen Platz für mich nicht gibt. Es wird laut in der Gruppe, einige reden lang und ausführlich, ich bin leise, verkrampft, kann nichts preisgeben. Ich beneide eine junge Frau, sie erzählt offen, ausschweifend, laut. So muss es sein, wenn man selbstbewusst ist und sich seinen Platz nimmt, denke ich.

Jetzt bin ich schon fast zwei Wochen hier und ich komme nicht vom Fleck. Das Essen, jeder Bissen kostet mich enorme Überwindung. Die Zeit danach, in der ich mich angefüllt und fett finde, ekelt mich an. In den Gruppentherapien haben sich die Wortführer herauskristallisiert, sie bestimmen den Ablauf. Ich bin unzufrieden, denn so bekomme ich nie einen Platz auf der Bühne. Also, das nächste Mal werde ich meinen ganzen Mut zusammennehmen und die Stimme erheben. Die letzten zwei Wochen bin ich durchgetaucht, jetzt muss etwas passieren, die Zeit läuft.

Ich nehme meinen ganzen Mut zusammen. Ich habe eine Entscheidung getroffen

Ich habe mich entschieden. Ich schenke den Ärzten, den Schwestern hier mein Vertrauen.

„Euch schenke ich mein Vertrauen und will euch glauben, wenn ihr sagt: Das ist eine normale Portion und ich gehe nicht auf wie ein Germteig, wenn ich sie aufesse. Wenn ihr sagt, ja, trau dich, tu das, dann will ich euch glauben, dass jemand da ist, der mich auffängt, wenn ich falle. Ich fühle mich hier bei euch gut aufgehoben, ihr drängt mich nicht, aber ihr unterstützt mich, deshalb will ich es wagen. Für die Zeit, in der ich hier bin, vertraue ich euch mein Leben an."

Wenn ich Judith besuche, erlebe ich ihr Gefühlschaos mit. Sie wirkt abgekämpft, im Gesicht sprießen die Pickel. Es dürfte einiges in Aufruhr und Umbau sein in ihrem Körper und ihrer Seele. An manchen Tagen ist ein neuer Glanz in ihren Augen zu sehen. Die Starre, die Lethargie ist einer neuen Lebendigkeit gewichen, die allerdings noch mehr mit Anstrengung und Kämpfertum zu tun hat als mit Fröhlichkeit.

Nun habe ich wirklich angefangen, die Therapie für mich zu nutzen. Ich bin so stolz auf mich. Ich will vom Rande in die Mitte. Nicht immer zuerst die anderen und was bleibt, ist dann für mich. Ich will mehr. In der letzten Gruppensitzung habe ich das Wort ergriffen und mein „Platz-Thema" angesprochen. In der Diskussion hat sich herausgestellt, dass ich mir den Platz in der Gruppe nehmen muss anstatt zu warten, bis mich jemand hineinholt. Das wird nicht passieren, weil jeder für sich selbst gut sorgen muss. Es hört sich leicht an, aber für mich war es harter Tobak. Für mich heißt es, ich muss viel in meinem Leben ändern.

Ich musste sofort loslegen, denn die Gefahr war groß, dass mich der Mut verlässt. Ich habe begonnen, abseits der Therapie in der Gruppe zu experimentieren. Früher habe ich es tunlichst vermieden, meine Meinung zu äußern. Mit den anderen konform gehen, neutral sein ver-

hindert abgelehnt zu werden. Es verhindert aber auch, wahrgenommen zu werden, ein Profil zu bekommen. Eine Persönlichkeit zu sein. Wie gesagt, ich habe es gewagt und meine Meinung gesagt. Was ich dann erlebt habe, hat mich bestätigt und bestärkt. Plötzlich sind Leute auf mich zugegangen, haben sich mit mir unterhalten, wollten mehr von mir wissen. Das war eine wunderbare Erfahrung, die mich beflügelt hat. Wenn ich schon so weit gegangen bin, kann ich noch ein Stück weiter gehen. *(Abb. V)*

Sterben kann ich später

Ich will mich ganz einlassen. Entweder, oder. Ich bin schon so weit gegangen, ich kann nicht mehr zurück. In dieser Umgebung darf ich mutig sein, ausprobieren, scheitern, wieder neu experimentieren. Es gibt kein Gut oder Schlecht, es gibt nur ein Brauchbar oder Unbrauchbar. Meine Lebenssicht bisher war nicht brauchbar für das Glück. Meine Überzeugung war, dass mir das Leben zuerst einen Schritt entgegenkommen muss, damit ich mich trauen kann. Jetzt erlebe ich gerade, dass ich mich zuerst trauen muss, damit das Gute kommen und Platz nehmen kann. Den ersten Schritt ins Ungewisse zu tun mit der großen Angst, es kommt nichts nach, hat mich bis an meine Grenzen gefordert. Jetzt darf ich mich ausrasten.

Ich habe nichts mehr zu verlieren, deshalb kann ich mich hier einlassen. Für das Sterben kann ich mich immer noch entscheiden. Diese Option kommt mir nicht abhanden, deshalb probiere ich die anderen aus. In Sachen Essen kämpfe ich wie ein Stier. Mit jedem Bissen, den ich mir in den Mund stecke, esse ich Schuld, Wut und Ekel auf mich mit. Das alles sitzt dann in meinem Bauch und wölbt sich wie ein Mahnmal nach vorne. Auch wenn ich nicht hinsehe, spüre ich den Hass auf mich. Was habe ich gelernt im Fertigkeiten-Training? Es wird leichter, wenn ich meine Schuhe und Socken ausziehe und barfuss durch das feuchte Gras laufe. Die Erde, die mich trägt, unter mir fühle, den Wolken am Himmel folge, tief atme und mich spüre. Ich habe Lust, das Gras zu zertrampeln, den ganzen Druck in die Erde hineinzustampfen. Bis ich mich freier fühle und mein Kopf leer ist.

Aufmerksamkeit brauche ich so dringend. Als Stütze, Trost, Motivation zum Weitermachen. Ich fühle mich so allein in meiner Rolle als zielstrebige Gesundwerdende. Sieht denn keiner, dass es für mich auch so hart ist? Dass ich mich plage wie ein Ackergaul, auch wenn ich es nicht zeige? Meine Kollegen bekommen Aufmerksamkeit, Aufmunterung ungefragt und zu jeder Zeit. Gibt es die tägliche Dosis Zuwendung eher, wenn jemand sein Leiden öffentlich macht? Es erinnert mich an früher.

An das Gerede von: Du bist so intelligent, du bist so stark, du machst das schon. Bringt das die Leute dazu, mir alles zuzutrauen? Mich setzt es jedenfalls unter Druck und ich beiße mir dann lieber die Zunge ab, als um Hilfe zu bitten. Nur ja niemanden enttäuschen.

Jedes Mal, wenn ich die Stiegen zu Judiths Zimmer hinaufgehe, klopft mir das Herz bis zum Hals. In welchem Zustand wird sie mir heute gegenübertreten? Jeden Dienstag ist Wiegetag, dann wird in Zahlen sichtbar, was sich verändert hat. Auch ich wappne mich innerlich, um auf alles gefasst zu sein. *(Abb. VI)*

500 g Gewichtszunahme. Gott sei Dank nicht mehr. Danke, danke, lieber Körper. Mehr hätte ich nicht verkraftet. Sieht aus, als würde mein Körper mit mir zusammenarbeiten. Vielleicht ist er gar nicht so scheußlich, so verwerflich. Ich bin die Einzige, die dreimal am Tag isst. Deshalb bin ich auch die Einzige, die laufend zunimmt. Dann 1.500 g, puhh, jetzt aber stopp. Mein Kopf sagt, sei stolz darauf. Er erklärt mir, warum das nicht so schlimm ist. Er sagt, du bist noch weit weg vom Normalgewicht, du willst doch gesund werden. Mein Herz schlägt dann fürchterlich laut, ich habe Angst. Manchmal kommt eine Panikattacke zu Besuch. Was ist, wenn ich es nicht mehr stoppen kann? Fett wie eine Tonne werde?

Gleich kommt die Frage: Mache ich weiter? Ich kenne die Antwort bereits: Ja, ich mache weiter. Aber nicht, weil ich überzeugt bin, das Richtige zu tun. Nein, das ist nicht der Grund. Ich mach weiter, weil ich die andere Seite kenne. Hätte ich nur ein wenig das Gefühl gehabt, die Magersucht kann mir noch etwas bieten, ich wäre zu ihr zurückgekehrt. Zumindest hätte ich mich der Vorstellung hingegeben.

Langsam entwickle ich ein Bild, wie mein Leben aussehen könnte. Bunt und fröhlich. Je mehr Puzzleteile dazukommen, desto mehr kommt der Pull-Faktor. So nenne ich den Sog, der mich dann erfasst. Hin zu diesem Ziel. Ohne Vorstellung, wohin meine Reise gehen soll, ist es schwieriger. Dann muss ich mich mit viel Anstrengung dorthin pushen, das nenne ich den Push-Faktor. Jetzt gerade verspüre ich den Sog und mit ihm ein kleines Sekunden-Glücksgefühl. *(Abb. VII)*

„Genug ist genug. Auf dich als Freundin verzichte ich."

Wenn die Stimmen kommen und mich quälen, dann wird das meine Antwort darauf sein. Es ist mein inniger Wunsch, mich zu befreien. Ich habe das Recht auf einen guten Platz, der gehört dann nur mir allein. Ich bin OK. Ich darf Fehler machen, jede Menge. Meine Gefühle dürfen Raum bekommen. Ich muss nicht verhungern. Das alles sind jetzt noch Hoffnungen, ich wünsche mir, dass die Hoffnung bald zur Gewissheit wird.

In der Kunsttherapie hat der Kopf Pause. Redeverbot. Im kreativen Gestalten wird der Ausdruck von „inneren Bildern", Gefühlen, Bedürfnissen, Vorstellungen und Erfahrungen ermöglicht. Diese Stunden liebt sie. Malen, mit unterschiedlichen Materialen arbeiten, dann ist sie ganz bei sich selbst. Geht auf im Tun. Einige ihrer Werke sehen Sie in diesem Buch. Sie sind Dokumente der verschiedenen Phasen, von Angst, Wut, Trauer bis hin zur Zuversicht.

Der Körper verändert sich rascher, als die Seele nachkommt. Die Formen werden runder, aber die Seele trägt noch immer Trauer. Diese Ambivalenz auszuhalten und die ganze Wut nicht gegen sich selbst zu richten ist ein täglicher Kraftakt. Nur der Schlaf unterbricht den Rhythmus für kurze Zeit. Manchmal, wenn ich von ihr wegfuhr, hatte ich große Zweifel, ob diese Krankheit heilbar ist. Sie ist ein so kompliziertes, komplexes Konglomerat, verwirrend und schwer zu fassen. Für Außenstehende unfassbar, wie sollen dann erst Betroffene das Gewirr entflechten können?

Es machte mich unendlich traurig, dass meine Tochter, ein so junger Mensch, dieses Höllental durchschreiten muss, ohne das gute Ende bereits im Blickfeld zu haben. Nur das Vertrauen im Gepäck, dass es sich hoffentlich hinter dem nächsten Berg auftut. Ich durfte sie begleiten. Für dieses Vertrauen danke ich ihr, weil ich erlebt habe, wie schwer es ihr gefallen ist, die Kontrolle millimeterweise aus der Hand zu geben. Sich anderen Menschen zu öffnen, sich dabei hundeelend zu fühlen und trotzdem darauf zu vertrauen, dass es der einzig richtige Weg ist und sich das gute Gefühl irgendwann einmal einstellen wird. Jetzt ist es noch der Horror.

Deprimiert, lustlos, wütend, traurig. So sehr habe ich mir gewünscht, Gefühle zu haben, jetzt sind sie da und tun mir weh. Wird das jemals anders werden? Wann kommen die leichten, fröhlichen, freudigen dazu? Kommen die überhaupt? Können sie die Schallmauer durchbrechen und sich gegen die Armee der bedrückenden durchsetzen? Heute kann ich mir überhaupt nicht vorstellen, dass es jemals leichter wird, einen Tag zu bewältigen und am Abend mit einem guten Gefühl schlafen zu gehen.

Am Abend habe ich viel Zeit mit Judith verbracht. Wir sind spazieren gegangen, wenn sie sich kräftig gefühlt hat. Die meiste Zeit aber war sie „fertig", wie sie es nannte. Und man sah ihr das auch an. Sie machte auf mich den Eindruck, als müsste sie jeden Tag hart arbeiten, vermutlich hat sie das auch getan. Ich habe miterlebt, wie sich Judith anstrengt und weit über ihre Grenzen geht. Dass das, was uns so normal scheint, für sie eine Riesenüberwindung ist, ein Kraftakt sondergleichen. Dass sie vieles von dem tun muss, was ihr am meisten Angst macht. Essen, dreimal täglich, am besten alles aufessen. Manchmal unter Beobachtung der Therapeutinnen, aber immer unter der Beobachtung der Kolleginnen.

Der Konkurrenzsituation, die sich auch dort entwickelte, widerstehen. Wer isst weniger, langsamer, lässt was verschwinden, geht wieder heimlich kotzen und rühmt sich dann damit? Das subjektive Gefühl, dick zu sein, aushalten. Auf der Waage dann der Katastrophe ins Auge sehen. Mit Schrecken bemerken, dass der Hosenbund eng geworden ist. Eine Tragödie, nun ist das Schlimmste eingetreten. Oh Gott, wie soll ich das aushalten? Trotzdem weitermachen, ja nicht stehen bleiben, schon gar nicht zurückgehen.

Noch schwerer, wenn sie miterlebt, dass einige ihrer Mitstreiterinnen sich wieder in die Krankheit flüchten, sich aufgeben. Eine schwierige Gratwanderung, die Kolleginnen gern haben, aber nicht den Irrweg aus falsch verstandener Solidarität mitgehen. Am Abend, in der

Nacht schickte sie manchmal Hilferufe per SMS, die waren traurig, verzagt:

„*Es ist so schwer, ich kann nicht mehr. Schaff ich das?*“

„Ja, du schaffst das. Ich glaube an dich.“

Nach acht Wochen ist die stationäre Therapie zu Ende. Die Welt „draußen“ wartet und das macht Angst. Sie ist angetreten zu kämpfen und ist sich treu geblieben. Vom ersten bis zum letzten Tag. Was für eine bemerkenswerte Leistung.

Meine größten Gewinne. Meine schlimmsten Niederlagen

Ich beginne mit den Gewinnen, sie sind meine Stütze auf der Reise in mein neues Leben. Ich trage sie in meiner inneren Schatzkiste bei mir und hole sie heraus, wenn die Krankheit ihre Fangarme nach mir ausstreckt. Sie tut es immer noch und so wird es vermutlich noch einige Zeit bleiben. Für mich ist wichtig zu wissen, dass die Magersucht sich nur langsam zurückzieht, träge und ohne jede Hast. Ich muss ihr den Nährboden entziehen, das schwächt sie. An manchen Tagen bin ich down, dann ist sie auch schon zur Stelle. Aber immer leiser, immer zurückhaltender. Dann sage ich ihr: „Ja, ich weiß, du bist auch noch da. Ich kann es nicht verhindern, aber ich biete dir keinen Platz mehr an."

Was also hat mir das erste Mal seit vielen Jahren positive Gefühle verschafft? Ganz vorne auf der Liste stehen die Menschen in der Psychosomatischen Klinik in Enns. Ärzte, Schwestern, Pfleger. Menschen, denen ich vertraut habe, die mir das Gefühl gegeben haben, ich bin wichtig, einzigartig. Meine Bezugsschwester Eva hat es geschafft, dass es mir in meinem täglichen Horrorladen besser geht.

Ein Schlüsselerlebnis war das erste Wiegen. So lange habe ich meinen Körper malträtiert, ihn beschimpft, gehasst, verletzt. Und was macht er? Er sagt, du darfst essen, ich nehme nur ganz langsam zu. Vertrau' mir. Der gute Start war für mich mehr wert als die Kontinuität.

Einen guten Platz finden. Raum nehmen. Mein ewiges Thema. Viele Anläufe, viel Mut hat es mich gekostet mich hinzustellen und zu sagen: „Seht her, hier bin ich. Ich bin eine von euch, ich möchte in eure Mitte." Ich habe begonnen, meine Gedanken zu erzählen, mehr von meiner Innenwelt preiszugeben. Was ist passiert? Das Gegenteil von dem, was ich befürchtet habe. Die Menschen haben meine Nähe gesucht, sich für mich interessiert und manche haben sich bei mir bedankt, denn sie haben von mir profitiert. War meine Welt wirklich eine total verkehrte Welt?

Wenn ich all das zusammenfasse, dann war mein größter Gewinn, ein Stück Selbstachtung zurückbekommen zu haben. Die Basis für alles, was danach kommt. Gelungen ist es durch die unterschiedlichen Formen von Zuwendung, die ich erfahren habe. Sowohl auf menschlicher als auch auf therapeutischer Seite. Meine Gewinne habe ich meinem Einsatz zu verdanken. Ich gebe sie nicht mehr her.

Ich denke, meine größten Schwierigkeiten kennen Sie bereits. Essen und aushalten, dass es unweigerlich im Magen liegt. Schwer wie Mühlsteine. Dazu die unendlich großen Selbstvorwürfe und Schuldgefühle. Mir weh tun, mich verletzen, das wäre eine Entlastung. Manchmal habe ich das auch getan.

Perfekt sein, den angefangenen Weg gehen, keine Schwäche zulassen, nicht um Hilfe bitten, ich mach das schon. Das alte Muster. Dazu kam, dass ich in der Gruppe niemanden hatte, der mit mir den Weg ging. Ich habe mir so sehr einen Mitstreiter gewünscht, in dessen Windschatten ich manchmal einen Gang herunterschalten, etwas Luft holen konnte. Ich nehme das Risiko auf mich, esse, nehme zu, fühle mich dabei nicht nur schrecklich, sondern auch allein und exponiert. Ich muss nicht nur mit mir selber kämpfen, sondern auch gegen den Einfluss der anderen, wenn sie Fressorgien veranstalten und dann kotzen gehen. Das hat neben allem anderen ganz viel Unsicherheit bei mir erzeugt.

Zuwendung. Seht her, ich kämpfe wie ein Stier, wie eine Löwin. Ich bin nicht souverän, glaubt ihr das wirklich? Ich tu nur so als ob. Ich brauche ganz dringend Zuwendung, um bei der Stange bleiben zu können. Aber sie kommt nicht. Jene, die öffentlich leiden, bekommen sie. Ich bin eifersüchtig und gekränkt.

Auf meinem Tisch liegt ein Zettel:

„Judith, wenn du nicht rufst, wer wird die Tür öffnen?“ *(Abb. VIII)*

Wendepunkt

Veränderung

mein alter Kokon
ist mir zu eng
kann nicht atmen
gleicht platzt er
an einer Stelle auf
und ich kann zumindest
schon mal eine Flügelspitze
nach dem Licht ausstrecken

dann entspannt sich alles
ein bisschen
und während sich der Riss
immer weiter an seiner Naht entlang auftrennt
kann ich endlich
langsam
Stück für Stück
aus meiner alten Haut
und immer mehr
ich selbst werden

Meine Tochter, die nach Hause gekommen ist, ist nicht mehr dieselbe. Sie will leben. Glücklich werden. Noch einmal durchstarten, vielleicht das erste Mal überhaupt. Leicht ist es nicht, denn diese Vorsätze hat der Kopf gefasst. Der Körper ist noch nicht so weit, er spielt noch nicht mit. Sie kämpft sich durch die Tage. Oft schläft sie schlecht in der Nacht, hat Albträume. Die Stimmen, die so lange Zeit Selbstzerstörung gepredigt haben, kommen immer noch zu Besuch. Wollen glauben machen, dass sie ihre wahren Freunde sind, machen ihr schlechtes Gewissen. Essen ist tabu, macht schuldig. Hungern ist Stärke, macht frei. Aber schön langsam wird Judith zur bekennenden Widerstandskämpferin. Ich bin sehr stolz auf sie.

Bei der Rückkehr in den Alltag brennen die unsichtbaren Narben im Inneren noch ganz gewaltig. Trotzdem tritt sie zentimeterweise aus der jahrelang gelebten Isolation heraus. Lässt ganz vorsichtig Menschen an sie heran. Immer mit dabei die Angst vor Verletzung, Zurückweisung, Überforderung. Sie spürt, die Magersucht lauert ihr auf, bereit zuzuschlagen, wenn sie Schwäche zeigt.

Nur langsam verändert sich ihr subjektives Erleben. Die Anspannung, der Druck, dem sie früher durch Hungern begegnet ist, ist immer noch da. Jetzt löst essen diesen Druck aus und sie sehnt sich manchmal nach der Zeit, von der sie glaubt, ihn besser bewältigt zu haben. Keine Frage, die Magersucht ist noch nicht besiegt. Es ist wichtig, Rückschläge einzuplanen, hat die Ärztin gesagt. Man kann nicht davon ausgehen, dass ab sofort alles anders ist. Der Weg zurück ist ein Prozess, der sich in kleinen Schritten vollzieht. Manchmal ist ein Rückschritt dabei, was soll's? Auch wir haben uns das Rauchen nicht an einem Tag abgewöhnt. Trotzdem hoffe ich, dass die Gesprächstherapie, in die sie einmal pro Woche geht, sie vor dem Abrutschen beschützt.

Sechs Monate später bekommt Judith zum ersten Mal nach neun Jahren ihre Periode wieder. Sie ist traurig. Warum? Es ist ein Zeichen für Weiblichkeit, nun ist sie eine erwachsene Frau. Das hält sie noch schwer aus.

Judith hat den nächsten großen Schritt getan. Sie ist in eine Wohngemeinschaft mit drei anderen jungen Leuten gezogen. Sie will ausprobieren, wie das Zusammenleben mit anderen Menschen funktioniert. Kochen, essen, lachen, weinen, feiern, Krisen überstehen, einlassen, abgrenzen, Beistand erfahren, alles, was das Leben so parat hat.

Das erste Mal seit langer Zeit bin ich voller Vertrauen, auch wenn ich bei dem Gedanken, dass sie nun hinausgeht in die Welt, ein leichtes Ziehen in meiner Mutterseele verspüre. Das erste Mal drückt mich nicht die Befürchtung, ich verliere meine Tochter, wenn sie mich jetzt verlässt. Es ist vielmehr ein natürlicher Akt und ein Zeichen, dass sie nun bereit und willens ist, ihre Geschicke selbst zu bestimmen. Manchmal allein, aber ganz oft mit anderen, wird sie diese wunderbare und stärkende Erfahrung machen.

Ich wünsche mir von ganzem Herzen, dass Judith in der gemeinsamen Zeit erkannt hat, dass sie auf die Sicherheit, Liebe und Fürsorge der Familie vertrauen und bauen kann. Wir sind glücklich und dankbar, ihr Vertrauen gewonnen zu haben. Das lässt uns zuversichtlich in die Zukunft schauen. Mehr als alles andere wünsche ich mir, dass sie sich ihrer Stärken bewusst wird, sich auf die Hinterbeine stellt und die Regie für ihr Leben selbst in die Hand nimmt. Wenn nicht, tut es mit Sicherheit jemand anders.

Die Angehörigen an der Grenze der Belastbarkeit

Hungern, Ekel, Scham, Schuld, Abscheu, Kontrolle, Not. Das sind die am meisten verwendeten Begriffe meiner Tochter, wenn sie ihr Leben mit der Magersucht beschreibt. Auf der anderen Seite ist gähnende Leere. Freude, Lachen, Freiheit, Lust, Genuss kommen kein einziges Mal vor. Das ist die Bilanz der Krankheit. Entweder. Oder. Leben oder Sterben.

Ich fühle mich allen Müttern und Vätern, deren Kind die Diagnose Magersucht oder Bulimie hat, zutiefst verbunden. Wir fühlen uns allein gelassen von unserem Kind, das in eine Welt flüchtet, zu der wir keinen Zugang haben. Oft erfahren wir Zurückweisung von unserem Partner, der die ganze Geschichte aus einem anderen Blickwinkel sieht oder schlicht überfordert ist. Dabei brauchen wir ganz dringend Verbündete in dieser Zeit. Jemanden, der uns stützt, während wir versuchen, unserem Kind zu helfen.

Magersucht und Bulimie können uns nicht mit euphorischen Heilungsprognosen trösten, wie Langzeitstudien beweisen. Das ist hart für uns Eltern und für unser Kind. Wenn wir uns engagieren, hätten wir gern eine gute Aussicht auf Erfolg. Und trotzdem dürfen wir uns nicht abhalten lassen, denn gerade unser Kind könnte die Ausnahme sein.

Wir müssen akzeptieren, unser Kind ist psychisch krank. Vielleicht hat es auch schon körperliche Symptome, aber in erster Linie ist die Seele krank und leidet. Das stört unsere wohl verdiente Ruhe, unsere eingefahrenen Lebensbahnen. Wir haben doch alles getan, alles gegeben und anstatt dass wir uns nun gelassen zurücklehnen können, müssen wir wieder an den Start.

Dass Eltern so empfinden, muss man uns nachsehen. Das ist zutiefst menschlich. Und trotzdem dürfen wir da nicht Halt machen. Auch nicht bei der Schuldfrage. Den oder die Schuldigen zu finden bringt uns und unser Kind nicht weiter. Was wir tun müssen, ist Verantwortung zu übernehmen. Für unser Tun wohl gemerkt, nicht für das, was unser Kind tut. Dazu muss es selber stehen lernen. Das ist die große Herausforderung.

Bevor ich das Wesen der Krankheit erkannt habe, habe ich mich oft aus Nichtwissen völlig falsch verhalten. Ich bin davon ausgegangen, wenn mein Kind krank ist, will es gesund werden. Das will ich auch, also helfen wir zusammen.

Nicht so bei dieser Krankheit. Ich will an einem Beispiel zeigen, wie ich es erlebt habe. Wenn sich mein Kind das Bein bricht, gehen wir ins Krankenhaus, lassen das Bein eingipsen und es geht nur darum, dass die Geschichte bald ausgestanden ist. Das Kind tut seinen Teil dazu, denn es will nicht leiden, Schmerzen haben. Ist der Knochen verheilt, kommt der Gips herunter, das Kind kann es gar nicht erwarten. Denn es will spielen, herumhüpfen und keine Gedanken mehr an das blöde Bein verschwenden. Das ist logisch.

Die Magersucht ist unlogisch, folgt anderen Gesetzen. Am Beispiel des Gipsbeins würde es so aussehen: Das Kind bricht sich das Bein, es läuft eine Zeit mit Schmerzen herum, unsere Hilfe lehnt es ab. Geht schon, ich hab alles im Griff. Wow, ich kann was, was andere nicht können. Letztendlich lässt sich der Gips nicht vermeiden. Es trägt den Gips nur, wenn es unter Leuten ist, sobald es allein ist, nimmt es ihn ab. Mit Schmerzen humpelt es herum und ist stolz auf die Leistung.

Dass da nichts heil zusammenwachsen kann, ist klar, soll es auch gar nicht. Weil nicht gesund sein das Thema ist, sondern die disziplinäre Hochleistung und die Anerkennung daraus. Was Großes, Heroisches leisten, endlich besonders, einzigartig sein. Wenn schon nicht für die anderen, dann wenigstens für mich.

Deshalb scheitern wir so kläglich, wenn wir nur nach unserem gesunden Menschenverstand gehen. Wir müssen jemanden finden, der uns aufklärt und damit Druck wegnimmt. Jemanden, der uns die Augen öffnet, dass das Kind schwer krank und abhängig ist und wir nicht die Helden sind, die es allein retten können. Kooperation ist nötig.

Keinem würde es einfallen, Eltern von rauschgiftsüchtigen Jugendlichen zu raten, zuhause einen Entzug zu machen. Jeder Mensch weiß, das bedarf einer entsprechenden professionellen Unterstützung, sonst geht das mit Sicherheit in die Hose.

Magersucht & Co sind noch immer in der Tabuzone, trotz des vermehrten öffentlichen Interesses. Jedenfalls, was die Angehörigenhilfe betrifft. Die müssen wir uns selber organisieren, wollen wir nicht in Schuld und Scham versinken. Wir Eltern sind nur hilfreich, wenn wir uns nicht selber in der Opferrolle verlieren.

Allerdings müssen wir auch die Grenzen unserer Kinder akzeptieren. Die Unterstützung fällt uns leichter, wenn wir von unserem Kind den Auftrag bekommen: Bitte hilf mir. Schlimm ist es, wenn unser Kind sagt: Danke, halte dich da raus. Ich will und brauche keine Einmischung von dir. Wenn ich mich zu Tode hungere, ist das meine freie Entscheidung. Akzeptiere das.

Ich danke Gott, dass mich mein Kind im Boot haben will. Trotzdem habe ich mich mit dem Gedanken vertraut gemacht, es könnte anders kommen. Zu meiner eigenen Sicherheit. Ich will das Schlimmste einmal gedacht haben, damit es mir nicht das Genick bricht, sollte es eintreten.

Jemanden loslassen, den man so über alle Maßen liebt, ist eine übermenschliche Anstrengung. Und trotzdem will ich meinem Kind immer den nötigen Respekt entgegenbringen, vielleicht erkennt es in dieser Minute, wie sehr ich es liebe.

Jetzt bleibt kein Stein mehr auf dem anderen

„Ein Zirkuselefant von stattlicher Größe ist lediglich mit einem relativ dünnen Seil an einem Holzpflock, der in der Erde steckt, angebunden. Ein Besucher wundert sich, warum sich der Elefant dadurch davon abhalten lässt wegzulaufen. Als er den Wärter danach fragt, antwortet dieser: „Als der Elefant noch klein war, hat er immer wieder versucht sich loszureißen, hat es aber nicht geschafft. Irgendwann hat er sich damit abgefunden und versucht es nicht mehr."

(aus: Jorge Bucay, Komm, ich erzähl dir eine Geschichte, ©Ammann Verlag, Zürich)

Heute befinde ich mich eindeutig auf dem Weg zurück ins Leben. Dieses Buch ist mein persönliches Dokument der Krankheit, es handelt vom jahrelangen Wüten der Magersucht, aber auch von der unerfüllten, stillen Sehnsucht nach einem lustvollen, freien Leben. Vielleicht wird es zuwenig deutlich, weil es das Wesen der Krankheit ist, sich dominant in den Vordergrund zu spielen, aber dieses Buch handelt in erster Linie vom schrittweisen Zurück-Erobern meines Lebens. Viele kleine Siege reihen sich aneinander und bestätigen die Hoffnung, mit der ich ursprünglich den Kampf aufgenommen habe: „Es ist hart, aber ich kann es schaffen." Ich hoffe, Sie finden die Botschaft zwischen den Zeilen.

In der Zeit, als mich die Krankheit fest in ihren Fängen hatte, habe ich mich intensiv mit dem Thema Magersucht auseinandergesetzt. Ich habe meterweise Fachbücher verschlungen und jeden Erfahrungsbericht, der mir in die Finger kam, gelesen in der Hoffnung, mich darin wie in einem Spiegel wiederzufinden. Ich hoffte, wenn ich verstehen würde, was mich antrieb, so exzessiv zu hungern, könnte ich mir Hilfe holen und wieder gesund werden. Wie ein Spürhund saugte ich alles in mich hinein, immer auf der Suche nach Bestätigung meiner Annahmen.

Vor allem wollte ich Leidensgenossen finden, Menschen, die dasselbe durchmachten wie ich. Doch je mehr ich las, desto mehr verstärkte sich mein Gefühl, nicht dazuzugehören. Ich konnte mit den geschilderten Extremen einfach nicht mithalten, ich war nicht hard core genug unterwegs. So wurde aus der sehnlich erhofften Unterstützung immer mehr ein Gefühl der Unzulänglichkeit. Eine Stimme, die sich in meinem Kopf eingenistet hatte und mir fortan soufflierte, kannte den Grund: „Liebe Judith, du bist nicht krank genug, um Anspruch auf Hilfe zu haben. Wenn du dazugehören willst, musst du den nächsten Schritt gehen, dich noch mehr disziplinieren, kasteien, noch dünner werden. Tut es nicht weh, bist du nur Durchschnitt." Ich aber wollte herausragend sein, keine Frage.

Irgendwann habe ich begonnen, bewusst mit den Betroffenen in den Büchern zu konkurrieren. Wie viele Kalorien weniger als gestern, kann ich meinen Oberschenkel schon mit zwei Händen umfassen, ist die Gesichtsfarbe aschfahl, die Augen müde und tief in den Höhlen? Ist schon zu sehen, dass es schlimm um mich steht? Ab diesem Zeitpunkt nahm ich magersüchtige Menschen als Messlatte, um meinen eigenen Standpunkt zu bestimmen.

Ich stelle mit aller Deutlichkeit klar, dass ich hier nicht für jene schreibe, die ein „Negativ-Vorbild" suchen, mit dem sie in Wettstreit treten können. Dafür will ich mich nicht als Projektionsfläche zur Verfügung stellen, zu gefährlich ist die Sache.

Die Erfahrungen und Gefühle, die mich begleitet haben, sind persönlich und individuell wie mein Fingerabdruck. Die Tragödie der Krankheit zeigt sich nicht im Ausmaß des Gewichtsverlustes, sondern darin, wie sehr Betroffene unter dem Zwang, hungern zu müssen und den trostlosen Gefühlen der Selbstverachtung bei Nichteinhaltung der auferlegten Regeln leiden.

Meine leidenschaftliche Botschaft an den Leser ist: Jeder Mensch, der in eine derartige Krise gerutscht ist und aus eigener Kraft nicht herausfindet, soll Hilfe erfahren. Von wem auch immer, aber so rasch wie möglich. Jeder noch so kleine Triumph über die Krankheit gehört gewürdigt, jeder noch so kleine Schritt in ein schöneres, freieres Leben soll gefeiert werden als Meilenstein auf dem Weg zur Heilung.

Vor genau einem Jahr habe ich versucht, meinem Leben ein Ende zu setzen, um endlich den Qualen zu entkommen und Frieden zu finden.

An dieser Stelle möchte ich noch einmal zurückschauen und meine innere Not beschreiben. Eine Not, die mich vereinnahmt hatte, und trotzdem konnte ich sie nicht als solche wahrnehmen. Für mich war sie nicht greifbar, sie war keine Last, die spürbar auf meinen Schultern lastet, sie war mein Leben geworden. Sie hat meine Welt verschlungen, hat mir eine neue erschaffen, in der jedes Leid eine gut argumentierte Daseinsberechtigung hatte.

Die Magersucht hat mich glauben gemacht, dass, wenn ich mich mit ihr verbünde, ich endlich die Sonnenseite des Lebens kennenlernen werde. Vor allem wird mein größter Wunsch in Erfüllung gehen: Ich werde Liebe, Zuneigung und Geborgenheit erfahren. Zuerst war sie eine Stimme, die mir Tipps gab. Je mehr ich mich auf das Gespräch mit ihr einließ, desto frecher, mächtiger wurde sie. Sie machte sich in mir breit, drängte mich an den Rand und begann, langsam mein Gehirn zu waschen. Mit viel Fingerspitzengefühl stellte sie meine Welt auf den Kopf, erhob das Leiden zur Kunst. Sie wurde meine intimste Gesprächspartnerin, ich hatte die Fragen, sie die Antworten.

„Sag, warum fühle ich mich so ausgegrenzt?“

„Du bist einfach nicht gut genug. Streng dich an.“

Was unterschied mich von den anderen? Die schulischen Leistungen meiner Klassenkameraden waren außerordentlich, so dachte ich damals, ich schien mit meinen etwas durchschnittlichen Noten hinterherzuhinken. Die Magersucht wusste Rat: „Wenn du in der Schule bessere Noten schreibst, wirst du endlich dazugehören.“ Angetrieben von der Hoffnung, tat ich, was sie mir vorschlug. Zu Beginn waren es noch Vorschläge, irgendwann wurden es Befehle. Der Übergang passierte schleichend, ich habe ihn nicht wahrgenommen. Und selbst wenn, ihre Belohnungen waren zu verlockend, ich musste ihrem Rat folgen, ich musste es versuchen.

Mein Zwillingsbruder verbrachte seine Zeit mit seinen Freunden, feierte Partys und genoss seine Freiheit. Ich hingegen saß in meinem Zimmer und lernte. Ich wurde wütend auf ihn, denn der Lärm und das Gefühl von gemeinsamer Unbekümmertheit und Freude hinderten mich am Lernen. Die Fröhlichkeit, zu der ich keinen Zugang hatte, machte mich traurig, ich wollte auch dazugehören, unbekümmert sein. Mir gehört auch die Welt.

Die Krankheit argumentierte, dass ich anders sei als mein Bruder. „Du kannst nun mal nicht alles haben. Doch wenn du bereit bist, wirklich große Opfer zu bringen, wartet ein ebensolches Leben auf dich." Sie hielt mir sinnbildlich die Wurst vor die Nase und ich hechelte hinterher.

Meine Noten wurden besser, meine Stimmung schlechter und das erhoffte Plus an Aufmerksamkeit blieb aus. Ich beriet mich mit meiner inneren Stimme und wir kamen zur Erkenntnis, dass es offensichtlich doch nicht an meinen schulischen Leistungen lag, dass sich andere Menschen nicht für mich interessierten. Gemeinsam machten wir uns auf die Suche nach einem anderen möglichen Auslöser.

Sie zauberte auf der Stelle einen Vorschlag aus dem Hut: „Du musst dein Essverhalten ändern, das ist es!" Sie schien recht zu haben, denn damit könnte ich gleich zwei Fliegen mit einer Klappe schlagen. Wenn ich weniger esse, bleibt mein Hunger, den die Magersucht als Gier, Verdorbenheit und Maßlosigkeit darstellte, vor den anderen verborgen und mein zunehmend schlanker Körper würde vor allem auf Männer anziehend wirken. Genial. Und so begann ich Mahlzeiten auszulassen und die Portionen zu verkleinern, zuerst aus einer Euphorie, dann immer mehr aus einem Zwang heraus.

Es kam der Zeitpunkt, an dem ich nicht weiter reduzieren konnte, zu schmerzend war die Leere in meinem Magen. „Die schmutzige Gier", tobte die Stimme, „du musst sie unter Kontrolle bringen und niemand darf davon erfahren." Mein Körper verweigerte die Mitarbeit, streikte, er wurde nicht mehr schlanker. Eine Spalte Apfel oder ein paar Weintrauben, im Mund hundertmal gekaut und zu dünnflüssigem Brei zermatscht, bedeuteten eine schwere Niederlage. Ein Blick in den Spiegel bestätigte, dass ich jeden Tag hässlicher und fetter wurde. Die Magersucht bestätigte prompt: „Kein Wunder, dass sich niemand für dich interessiert, so wenig wie du dich im Griff hast. Schäm dich." Dass meine Mutter sich Sorgen machte, weil ich immer klappriger wurde, hielt ich für eine Lüge.

Als ich anfing, das Essen einzuschränken, löste jedes Gramm, das ich reduzieren konnte, Euphorie aus. Es war meine freie Entscheidung und ein Zeichen von Stärke und Heldentum, wenn ich den Kampf gegen das Essen gewonnen hatte. Alle Menschen müssen essen, ich nicht. Ein Phyrrussieg.

Das Dilemma war, je weniger ich aß, desto weniger konnte ich am darauffolgenden Tag einsparen. Aus der gefühlten Stärke etwas nicht zu essen wurde eine Schwäche, begleitet von Schuldgefühlen und Selbstvorwürfen, wenn ich mir etwas in den Mund steckte. Andere Menschen essen, weil sie Hunger haben. Ihr Hunger hat Grenzen, ist normal. Ich hatte das Gefühl, ich aß, weil ich besessen war von einer unendlich großen Gier, die es zu unterdrücken galt.

Ich fürchtete, alle Menschen könnten beim ersten Blick meine Triebhaftigkeit erkennen. Wie konnte ich mich so unter die Leute wagen? Sie würden mich enttarnen, mit dem Finger auf mich zeigen und sich abwenden. Davor hatte ich unendliche Angst und ich verkroch mich zuhause in meinen vier Wänden. Ich war auf dem besten Weg inmitten meiner Familie zu vereinsamen.

Natürlich gab es Situationen, wo ich gezwungen war, mit anderen Menschen zusammenzusein. Darauf bereitete ich mich vor wie auf eine Theatervorführung. Ich legte mir eine möglichst perfekte Fassade zu, verwendete eine ausgewählte Sprache, vor allem behielt ich Gefühls- und Meinungsäußerungen für mich, denn damit könnte ich mich verraten und bei anderen Menschen Abneigung gegen mich auslösen. Dass mich meine Eigenheiten auch liebenswert machen könnten, kam mir nicht in den Sinn. Obwohl ich doch scheinbar alles richtig machte, wurde ich immer einsamer.

Mit steigendem Leidensdruck wuchs in mir auch das Bedürfnis nach Hilfe. Sieht denn niemand, dass ich mich durch die Tage quäle? Die Magersucht lieferte mir die Antwort auf einem Silbertablett: „Wie sollen sie es denn sehen? Du brauchst dich doch nur anzuschauen, überall noch Fett!“ Wie zum Beweis musste ich mich in meine kaum mehr vorhandene Bauchfalte zwicken. „Außerdem, so viel wie du in dich reinstopfst, hast du keinen Grund zum Jammern. Denkst du, irgendjemand nimmt dich ernst?“ Ich gelobte, meine Kontrolle über das Essen, meinen Körper weiter zu perfektionieren.

Im Eifer des Gefechtes merkte ich nicht, dass meine Bemühungen, eine makellose Fassade aufzubauen und somit endlich die erhoffe Zuneigung zu bekommen, zu einer unüberwindbaren Barriere für die Liebe anderer Menschen wurde. Sie erreichte mich nicht. Wenn meine Mutter mich zärtlich umarmte, wurde ich steif wie eine Marionette, wenn sie meine kalten Hände wärmte, ließ ich es emotionslos über mich ergehen. Das Mauerwerk verschlang die Liebe, galt sie doch ihr, der mühsam gebauten Konstruktion, die die Menschen sehen, und nicht der seelisch ausgehungerten Judith, die sich dahinter verstecken muss. Ihr würden sie niemals diese Liebe schenken, so verrückt dachte ich damals.

Jetzt, wo ich darüber schreibe, kommen mir mein Verhalten, meine Überzeugungen irreal, gespenstisch vor. Keine Frage, meine Welt war krank und das Schlimme war, dass ich sie für absolut normal hielt. Jetzt zum Beispiel würde ich gern innehalten, mich über den Rest der Geschichte hinwegschwindeln, so tun, als wäre damit schon alles erzählt, doch dem ist nicht so.

Verzweiflung machte sich breit. Die Falle war zugeschnappt und ich entschloss mich, noch verbissener zu hungern. Ich hatte nur mehr den Wunsch für alle sichtbar zu machen, wie sehr ich mich quäle. Denn ich war überzeugt, erst wenn ich es auf die Spitze getrieben habe, erst wenn ich wirklich sterbenskrank bin, zusammenklappe auf der Straße, habe ich das Recht auf Hilfe. Doch die Angst, mich in meiner Unzulänglichkeit zu zeigen, brachte mich dazu, die Krankheit weiterhin zu verleugnen und zu vertuschen. Die Versuche anderer, mir zu helfen, wurden von dieser Angst erfolgreich torpediert und abgewehrt. Die Magersucht war stolz auf mich. „Tüchtig, Kind!"

Die Not und die Angst lieferten sich einen unerbittlichen Kampf, der mir alle Kräfte raubte. In mir war nichts anderes mehr. Jede Minute, jede Sekunde, jeder Moment bestand aus kämpfen. Nichts wünschte ich mir sehnlicher als einen Moment der Ruhe. Essen bedeutet kämpfen, kämpfen gegen die Gefühle des Ekels und der Schuld. Hungern bedeutet ebenfalls kämpfen, kämpfen gegen den Hunger. Der Wunsch nach Ruhe ließ mir scheinbar nur einen Ausweg, den Tod.

Mit dick verbundenen Handgelenken wachte ich im Bett der psychiatrischen Station der Landesnervenklinik auf. Der Kampf in meinem Inneren tobte, doch meine Kraftreserven waren aufgebraucht. Die Fassade war, ähnlich wie beim Fall der Berliner Mauer, eingestürzt, in sich zusammengefallen. Der Hunger lag im hellen Tageslicht. „Mama, ich hab so großen Hunger, aber ich kann nicht essen, ich hab zu große Angst!"

Die sechs Wochen auf der psychiatrischen Station waren geprägt von den ersten kleinen Schritten im Kampf gegen die Krankheit. Meine Motivation sind tiefe Verzweiflung und Resignation, eine andere hab ich nicht. Ein erfülltes Leben, was ist das? In meinem Kopf bringe ich kein Bild zustande. Noch ist die Hoffnung klein, dass es einen Platz auf dieser Welt für mich gibt. Einen Platz inmitten anderer Menschen, die mir Liebe, Geborgenheit und Zuwendung schenken. Einfach so, ohne Gegenleistung. Weil sie an mir interessiert sind, an meiner Gesellschaft, an meiner Meinung, an mir. Noch ist ein Leben ohne Krankheit unvorstellbar. Ein Leben mit der Krankheit ist vorstellbar, es bedeutet langsam sterben.

Während meines Aufenthalts in der Landesnervenklinik konnte ich mir in Ruhe Gedanken machen, wo meine Reise hingehen sollte. Ich fühlte mich sicher und gut aufgehoben, wurde nicht unter Druck gesetzt und dennoch gefordert und gefördert, meinen Weg in die Zukunft Schritt für Schritt vorzubereiten. Die Tatsache, dass ich von keiner Seite, weder von Familie und Freunden noch vom Ärzte- und Pflegeteam, zu irgendetwas gezwungen wurde, war für mich enorm wichtig. Ich hab mich aus eigenem Antrieb auf den Weg gemacht, niemals, weil es sich jemand anders gewünscht oder mir befohlen hatte.

Mit der Entscheidung, eine stationäre Therapie in der Psychosomatischen Klinik in Enns zu machen, stellte ich wahrscheinlich die wichtigste Weiche in eine gesunde Zukunft. Inmitten eines liebevollen, verständnisvollen und starken Teams begann ich zum ersten Mal seit Jahren, den Befehlen der Krankheit zu widersprechen. Manchmal, wenn ich allein war, formulierte ich laut das „Nein“, zuerst zaghaft, dann lauter, ich schrie es hinaus. „Zum Teufel noch mal, NEIIIIN!“ Der Ablösungsprozess aus einer schweren Abhängigkeit nahm hier seinen Anfang. Die Magersucht änderte klug ihre Strategie, umgarnte mich, fraß Kreide und ließ keine Gelegenheit aus, mich einzuspinnen in ihr klebriges Netz. „Lass sie reden“, flötete sie ungewohnt zärtlich, „ich weiß, was für dich gut ist. Bleib bei mir.“

Betroffene wissen, wovon ich spreche. Stehen bleiben und krank dahinvegetieren oder doch lieber springen und leben? Vor einem liegt der große, breite Wassergraben, über den man springen muss, will man im gelobten Land ankommen. Es ist der Sprung aus dem sicheren Unglück in das unsichere Glück. Um beim Bild des Wassergrabens zu bleiben, niemand kann mit Sicherheit sagen, wie tief er ist für den Fall, dass die eigene Sprungkraft nicht ausreicht und ich ins Wasser plumpse. Wird es eine Wohltat sein, darin zu baden, oder sitzt vielleicht doch am schlammigen Grund das Ungeheuer von Loch Ness und freut sich über sein naives Opfer?

Ich bin gesprungen und habe damit das einzig Richtige gemacht. Doch damals dachte ich, ich bin in der Hölle gelandet. Es fühlte sich nicht an wie ein Sieg, es fühlte sich an wie die totale Niederlage. Eine Niederlage gegen den Hunger, die eigene Gier, den Zwang zu essen. In diesen Momenten konnte ich nichts anderes fühlen, es war kein Millimeter Platz, stolz sein zu können, der Magersucht endlich den Rücken zu kehren.

Langsam, manchmal kaum spürbar, büßte dieser Kampf etwas an Dominanz und Stärke ein. Ich gebe zu, dass auch heute noch, wenn ich gegessen habe, das Gefühl der Schwäche, Maß- und Disziplinlosigkeit manchmal überraschend zu Besuch kommt und sich zu mir ungebeten an den Tisch setzt. In diesem Moment weiß ich, dass mein Leben zwar freier, reicher und schöner geworden ist, gleichzeitig muss ich aber noch auf der Hut sein. Ich bin gewarnt, dass die Magersucht, die zerstörerischste aller Essstörungen, noch eine Zeitlang ihre Fangarme nach mir ausstrecken wird, bevor sie aufgibt.

Es brennt mir bereits unter den Nägeln zu erzählen, was sich seit meiner Entscheidung, gesund werden zu wollen, in meinem Leben zum Guten verändert hat. Die neu gewonnene, intensive Nähe zu Menschen, Vertrauen, Liebe, meine wachsende Freiheit und das allmähliche Lockern der Fassade und Zulassen von ausgelassener Lebensfreude machen mein Leben wieder bunt und lebenswert, geben mir Kraft und Mut. Daraus erwächst eine unendlich starke Motivation durchzuhalten. Lange Zeit tappte ich im Dunkeln, wusste nicht, wofür es sich zu kämpfen lohnt, denn ich hatte keine Perspektive. Jetzt lerne ich das Leben in seiner Vielfalt kennen, weiß, was ich erreichen möchte, wofür es sich lohnt.

Während meiner Therapie in der Psychosomatischen Klinik in Enns gab es viele Momente, die meinen Weg aus der Krankheit geprägt haben.

Vier von diesen ganz prägnanten, einschneidenden Momente möchte ich hier schildern, denn es sind die Gefühle genau dieser vier Augenblicke, die ich mir in schwierigen Zeiten herbeihole, die mir Kraft, Ausdauer und Nachsicht mit mir selbst geben.

Mein Aufenthalt in der Klinik begann und endete mit Schwester Eva. Schwester Eva war meine Entwicklungshelferin, mein Reibebaum und meine Sparringpartnerin, die es aushielt, wenn ich stur, bockig, einfach scheiss-drauf war. Sie war es, die mir bei meinem ersten Besuch die Einrichtung und das Konzept näher gebracht hat. Sie war der Grund, warum ich mich genau für diesen Ort entschieden habe. Warum? Von dem Moment an, als wir uns kennenlernten, glaubte sie an mich. Sie schien meine Entschlossenheit zu spüren und vielleicht machte sie es genau in diesem Augenblick auch zu ihrem Projekt, mir den Weg in ein anderes, besseres Leben zu zeigen, mir zu helfen, ihn zu finden und durchzustehen. Dass mein Antrieb, mein Wille aus einer tiefen Verzweiflung und Resignation resultierten, blieb ihr auch nicht verborgen. Die Mischung aus Stärke und Empathie, die von ihr ausging, machte es mir vom ersten Moment an möglich, ihr zu vertrauen. Sie hat mich angenommen, wie ich bin, hat mich sein lassen, wie ich war. „Du bist vollkommen", sagte sie. Ich war sicher, dass sie mich in meiner Verzweiflung auffangen und mir Mut zum Weitergehen machen würde. Und genauso war es. Vielleicht ging es auch gar nicht um derart komplexe Zusammenhänge, vielleicht ging und geht es einfach darum, dass sie mich mochte und ich sie. Vielleicht ist es so einfach. Danke, Eva.

Am Ende der achtwöchigen Therapie meldete sich die alte Angst zurück, möglicherweise doch nur eine von vielen Patientinnen gewesen zu sein, austauschbar und letztendlich nur eine Nummer, die im Krankenhausarchiv ad acta gelegt wird. Etwas für mich ganz Neues regte sich in mir, ich hatte seit ewigen Zeiten zu einem Menschen eine Beziehung aufgebaut, ich hatte plötzlich etwas zu verlieren. Das bedeutete, ich hatte etwas gewonnen. Ich war außer mir, glücklich, stolz, ich tanzte.

Einer der schwierigsten Momente war gleichzeitig jener, der mir einen Teil meiner Angst vor dem Essen nahm. Zuerst meine Entscheidung: Ich werde essen. Die schlechte Nachricht: In einer Woche werde ich gewogen. Horror, wie wird mein Körper reagieren? Wird er mich bestrafen?

Wie sehr werde ich mich dafür hassen, mich so aufs Glatteis begeben zu haben? Beim ersten Wiegen trat mir der kalte Angstschweiß auf die Stirn. Doch, siehe, es waren nur 500 Gramm mehr, ein halbes Kilo, und mir war zum Heulen. Nicht, weil es mich verzweifeln ließ, sondern weil ich glücklich war. Zum ersten Mal kam der Gedanke auf, meinem Körper möglicherweise doch vertrauen zu können, vertrauen, dass er mich nicht in den Abgrund stößt, wenn ich nachgebe und esse. In diesem Moment liebte ich ihn über alle Maßen. Ihn, den ich vermied anzusehen, beschimpfte, hasste und verletzte. Jetzt gerade war er auf meiner Seite, sprach mit mir. „Wir gehören zusammen, ein Leben lang. Sei gut zu mir, ich werde es dir danken."

Den vierten prägenden Moment in der Klinik erlebte ich innerhalb der Gruppe. Bisher war ich Perfektionistin im Anpassen an die jeweilige Umwelt. Chamäleonhaft. Ich musste gleicher als gleich sein, alles was „anders" war, war zu vermeiden. Ich verwischte meine eigenen Spuren, bis am Ende fast nichts mehr von mir übrig blieb. Kein Profil, keine Ecken, keine Kanten. Meine Gestik verschwand, ich zeigte keine Gefühle, lachte nicht, weinte und klagte nicht. Aus Angst, meine Meinung könnte von der anderer Menschen abweichen, blieb ich neutral und bezog so gut wie nie Stellung. Ich war für andere nicht mehr spürbar, nicht einschätzbar, unnahbar. Gut geschützt, wie ich meinte.

In der Therapiegruppe fiel ich damit auf die Nase. Diese aalglatte, unnahbare Fassade hielt die anderen davon ab, sich mit mir auseinanderzusetzen, das kränkte mich. Ich hielt es fälschlicherweise für Desinteresse, ohne zu kapieren, dass ich genau das erreicht hatte, was ich seit Jahren praktizierte: transparent zu sein. In den Therapiesitzungen wurde mir bewusst, dass es genau die Einzigartigkeiten sind, die meine Persönlichkeit bilden und dass ich ganz schön viel davon in meiner inneren Schatzkiste habe.

Gestärkt streckte ich die Fühler aus meinem Schneckenhaus hinaus und wurde auf der Stelle belohnt. Sobald ich mich öffnete, etwas von mir preisgab, kamen interessante, anregende Gespräche in Gang, wir waren interessiert aneinander, nicht nur an unseren Schokoladenseiten, sondern auch an unseren Narben und Verletzungen, die wir im Laufe unseres Lebens davongetragen hatten. Freundschaften entwickelten sich und in mir wuchs die Überzeugung, dass ich liebenswert bin und das Recht habe, mich selbstbewusst und selbstbestimmt im Leben zu behaupten.

Schwester Eva hat bei mir eine neue Tür geöffnet. Schlagartig wurde mir bewusst, dass es eine ganze Reihe von Schutzengeln und Helfern in meiner Umgebung gibt, die mir bewusst und unbewusst, aktiv und passiv dabei geholfen haben, meinen Weg bis hierher zu bestreiten. Sie sind, unsichtbar wie gute Geister, Spalier gestanden und haben meinen Langstreckenlauf geduldig begleitet. War ich zu erschöpft, um weiterzumachen, haben sie mich ermutigt und ein kleines Stück getragen. Wollte ich alles hinschmeißen, weil ich wütend war auf alle, denen es gut ging, haben sie dafür gesorgt, dass ich eine erholsame Pause einlegen konnte. Habe ich den einen oder anderen Sieg errungen, haben sie für mich laut jubelnd die Welle gemacht.

So leicht kann man mir nichts vormachen, ich habe die Motive meiner Familie auf Herz und Nieren geprüft. Unterstützen sie mich vielleicht aus familiärer Pflicht heraus? Muss ich gesund werden, damit die Störung beseitigt und ihre Welt wieder in Ordnung ist? Schämen sie sich für mich? Doch nein, es ist viel einfacher: Ich bin ihr Kind und sie lieben mich. Punkt.

Ein Hoch auf meine Familie. Heute weiß ich, der Rückhalt der Familie kann heilen. Sie gab mir Sicherheit, so konnte ich mit meiner eigenen Unsicherheit besser klarkommen. Geborgenheit, Vertrauen und den Glauben in mich, dass ich es schaffen werde. Ohne Druck, erst nach und nach wurde mir klar, wie schwer es ihnen gefallen sein muss. Cool bleiben, wenn es offensichtlich heiß hergeht, nicht in jede meiner depressiven Phasen mit hineinfallen, war sicher schwierig. Ich bin überzeugt, dass die inneren Alarmglocken mehr als einmal ausgelöst wurden. Doch sie ließen sich davon nicht einschüchtern, sondern suchten das Gespräch mit mir, um zu erfahren, welche Hürde sich mir gerade so überdimensional in den Weg stellt. Mit der Zeit wurde ich immer sicherer, dass sie es ernst meinen, sie wollen mich glücklich sehen. Das Fundament hält.

Trotz allem war mir klar, dass ich in der ersten Zeit nach meinem Suizidversuch etwas Luft zwischen mir und meiner Familie brauchte, um den Erwartungen zu entgehen, die ich meiner Familie unterstellte. Für mich war gesund werden nur dann ein Sieg, wenn ich es aus eigenem Antrieb schaffte, nicht irgendjemandem zuliebe.

Ich hatte Glück, im Pflegeteam der Psychosomatischen Klinik in Enns arbeiteten Menschen, denen ich vertrauen, bei denen ich mich geborgen und beschützt fühlen konnte. Es war ihr liebevoller, respektvoller Umgang und die spürbare Motivation, diesen Job zu machen, um Menschen wie mir eine Chance auf ein besseres Leben zu geben. Ich war keine Nummer, ich war nicht Patientin 4, meine Genesung war nicht wichtig für die Erfolgsquote, sondern es ging um mich, Judith. Sie glaubten an mich, nicht weil es in der Dienstvorschrift stand, sondern weil sie es schafften, an meinen Willen, meine Stärke anzudocken und damit meiner Verzweiflung und meiner Qual die Giftzähne zogen.

Sie sagten: „Es wird dir nichts anderes übrig bleiben, als Wagnisse einzugehen, wenn du leben willst." Klingt logisch und einfach, aber trau ich mich schon? Hatte ich mich im Netz meiner Ängste und inneren Kämpfe verfangen, gingen sie mit mir barfuß durch das taunasse Gras, ich konnte den festen Boden unter meinen Füßen spüren, die Erde riechen und mich selbst wahrnehmen in meiner ganzen Größe. Sie übten mit mir, Krisen durchzustehen und nicht auf und davon zu laufen, wenn es schwierig wird. Es war immer jemand da, der mich auf den Boden zurückholte, wenn mir die Angst die Zwangsjacke anlegte, dass ich kaum atmen konnte. Gab es Erfolge und Triumphe zu feiern, waren alle zur Stelle. Standing ovations für Judith.

Das öffentliche, gemeinsame Essen war Stress pur, eine Provokation, eine Zumutung, ein Tabubruch. Nicht nur, dass seit Jahren essen pfui war, jetzt musste ich es vor den Augen der anderen tun. Ein Teller, so groß wie ein Wagenrad in meinen Augen, sollte leer gegessen werden. Mein einziger Trost bestand darin, dass es allen so ging und davon versprach ich mir Erleichterung. Doch schon bald fiel mir auf, dass der Großteil der Gruppenmitglieder nicht dazu bereit war, das gleiche Risiko einzugehen wie ich. Essen bei Magersucht, nicht mehr kotzen bei Bulimie. Ich kämpfte mit mir jeden Tag wie ein Stier, um über meine Grenzen zu gehen und gewohnte Verhaltensmuster zu durchbrechen.

Dabei zu sein, wie andere nach wie vor den Zwängen der Krankheit nachgaben, heimlich und öffentlich, war enorm schwer für mich. Ich musste mit Menschen am Tisch sitzen, die mit dem Essen genau das taten, was ich auch gerne getan hätte, nämlich den vollen Teller stehen lassen. Manche stocherten wahllos im Gemüse herum, andere pickten die grünen Blätter aus dem Salat, ließen auf einer Serviette die Marinade abtropfen, nur um sich dann dazu zu entschließen, es ohnehin nicht zu essen. Oder es wurde einfach durch Fleisch, Gemüse, Salat eine halbierende Linie gezogen und dementsprechend maximal eine Hälfte des Mahls gegessen. Wenn ich die Brechgeräusche am Klo hörte, hätte ich um mich schlagen können.

Dieses Verhalten mitzuerleben, oft bis zu dreimal am Tag, machte es mir umso schwerer, meinem Ziel treu zu bleiben und „normal" zu essen. Jedes Mal vom Mittagstisch aufzustehen, in dem Wissen, dass ich es bin, die am meisten zu sich genommen hat, war nur schwer auszuhalten. Es wäre um ein Vielfaches einfacher gewesen, wenn es zumindest einen Menschen am Tisch gegeben hätte, der mehr gegessen hätte als ich, einer der noch mehr gewagt hätte als ich oder der zumindest mit mir gleichgezogen hätte. Ich befürchtete, dass meine Kraft nicht reichen könnte und rechnete mit dem Schlimmsten. Niemand geht den Weg mit mir, wenn ich also abstürze, dann alleine. Alle anderen sind auf der sicheren Seite. Es kam anders, ich habe nicht aufgegeben.

Schon während meines stationären Aufenthalts habe ich die Entscheidung getroffen, in eine Wohngemeinschaft zu ziehen. Ich wollte mit jungen Menschen zusammenwohnen, sie an meinem Leben teilhaben lassen. Ich hatte Gefallen an der Gemeinschaft gefunden und wollte mehr davon erleben. Doch wie heilsam und hilfreich dieses Zusammenleben mit den Menschen, die ich dort treffen sollte, sein würde, überstieg meine Hoffnungen und Wünsche bei Weitem. Ina und Max. Sie haben mein Leben verändert und meine Einstellung zu mir selbst liebevoll korrigiert. Beide kannten von Anfang an meine Geschichte und wussten, dass ich immer noch damit zu kämpfen hatte. Aber sie bewerteten mich nicht danach, behandelten mich nicht wie eine Kranke, zeigten aber dennoch Verständnis und gaben mir Halt. Für mich war es das erste Mal seit einer gefühlten Ewigkeit, dass ich die Zuneigung und das Interesse anderer Menschen in Hülle und Fülle täglich als Geschenk bekam und es mit beiden Händen annahm. Es galt mir, nicht meiner Krankheit, nicht meiner Fassade, sondern mir ganz alleine.

Die Frage aller Fragen „Was ist der erste Schritt?“

Was würde ich aus heutiger Sicht jemandem antworten auf die Frage: „Ich möchte gesund werden, wie fange ich das an?“ Aus meiner persönlichen Erfahrung meine ich: Zu allererst braucht es die persönliche Entscheidung, sich helfen zu lassen bzw. die Ermutigung von Familie, Freunden, Kollegen, professionelle Hilfe anzunehmen. Dann ein offenes Gespräch ohne Vorwürfe, ohne Schuldzuweisung, ohne pseudo-therapeutische Ratschläge. Denn niemand, kein Außenstehender hat auch nur den blassesten Schimmer, für welche inneren Wunden sich die Magersucht als vermeintliche Lösung anbietet. Das ist nur mit therapeutischer Hilfe möglich.

Die Sicherheit, dass die Familie, die Freunde zur Seite stehen, ist eine wichtige Basis, um sich auf den Weg aus der Krankheit einlassen zu können. Es erzeugt Unmut, Ablehnung und Angst, wenn das Körpergewicht, das Aussehen, das Essen thematisiert werden. Das ist nicht der Punkt, es geht darum, dass die Seele leidet, und der Körper drückt es aus. Geduld ist unbedingt notwendig, denn Heilung braucht Zeit.

Für mich war eindeutig meine eigene Bereitschaft, den Weg aus der Krankheit zu suchen und immer wieder neu über meine bisherigen Grenzen zu gehen, der Knackpunkt. Ohne meine Entscheidung wären alle Bemühungen meiner Umgebung ins Leere gegangen. Es braucht gleichzeitig den Willen und die Bereitschaft von beiden Seiten, um tatsächlich etwas erreichen zu können, am besten beides zur gleichen Zeit. Vermutlich macht es gerade dieser Umstand so schwer.

Ich bin meiner Mutter die Antwort auf die Frage: „Was hättest du von mir gebraucht?“ bis heute schuldig geblieben. Der Grund ist, ich weiß es nicht genau, auch ich tappe noch immer im Dunkeln. Ich kann nicht sagen: Wenn du das gemacht oder gesagt hättest, dann wäre ich bereit gewesen, dich in mein Allerheiligstes schauen zu lassen. Sicher ist, innerlich war ich ein isoliertes, vereinsamtes Kind, das wenig Erfahrung hatte, mit der Welt und den Menschen in Kontakt zu kommen. Nach außen hin war ich eine junge Frau, die angepasst ist und gut funktioniert. Dazwischen eine Mauer des Schweigens, obendrauf partroullierte schwer bewaffnet die Magersucht.

Das Dilemma war, dass sich meine beiden Teile nicht einigen konnten. Die kleine Judith ging auf die Barrikaden, wollte gesehen werden, ihre Verletzungen zeigen und Hilfe bekommen. Die erwachsene Judith hatte in jahrelanger Kleinarbeit die perfekte Fassade erschaffen, die konnte sie nicht ohne Weiteres zerstören lassen.

Und doch gibt es eine Sache, von der ich rückblickend sagen kann, dass ich sie vermisst habe. Ich hätte mir gewünscht, dass meine Mutter, mein Zwillingsbruder, Freunde mir ihre Fassungslosigkeit, Zweifel, Ängste und Sorgen mitgeteilt hätten. „Hallo, was ist los? Was geht in dir vor? Brauchst du Hilfe?“ Es wurde viel vor mir verborgen aus Angst mich zu drängen, zu verlieren, aus einem Gefühl der Überforderung, Hilflosigkeit heraus oder einfach aus Traurigkeit oder Scham.

Meine ganz persönliche Conclusio

Ganz eindeutig: reden und neugierig zuhören. „Zeig mir deine Welt, erzähl mir mehr darüber. Lass mich teilhaben, denn ich bin interessiert, was in dir vorgeht.“ Mag sie für den Zuhörer auch noch so unverständlich und abstrus sein, für den Betroffenen ist sie Wirklichkeit. Sie ist alles, was er hat. Ohne sie ist er nichts. Bevor er sie aus der Hand geben kann, braucht er die Idee für eine neue Welt. Und für diese Neukonstruktion sucht er ein Team: Spezialisten, Förderer und Vertraute.

Die Wahrscheinlichkeit ist groß, dass der erste Gesprächsversuch ein Schuss nach hinten ist. Darauf sollten Sie gefasst sein. Ich habe es selbst so gemacht, habe meiner Mutter sinnbildlich die Tür vor der Nase zugeknallt, als sie mich auf die Krankheit angesprochen hat. „Lass mich in Ruhe, halt dich raus!“ Ich wollte sie testen. Gibt sie w.o. oder bleibt sie am Ball? Das ist eine Prüfungssituation, da müssen alle durch. Denn nur wer sich nicht sofort einschüchtern lässt, sich beleidigt und gekränkt abwendet, hat die Chance, als Begleiter auserwählt zu werden.

Ich, und das weiß ich auch von meinen Kolleginnen, wir alle haben vollstes Verständnis dafür, dass die Familie, die Umwelt überfordert ist. Dass Menschen, die uns lieben, schwer an der Bürde tragen und im ersten Moment keine Idee haben, was genau zu tun ist. Das ist keine Schwäche, das ist das Normalste auf der Welt. Auch mir war klar, was ich meinen Lieben zumutete. Wäre ich in der Lage gewesen, ihnen das Leid zu ersparen, ich hätte es getan.

„Ich bin da, vertrau' mir, ich helfe dir." Das ist es, was ich mir am meisten gewünscht und letztendlich auch bekommen habe. Danke.

Ich kann mir gut vorstellen, dass Sie, sollten Sie von dieser Krankheit betroffen sein, denken: „Das klingt alles einleuchtend, plausibel. Gut und schön. Aber war diese junge Frau nicht auch manchmal dieser ganzen Anstrengung überdrüssig? Hat sie nicht auch mit dem Gedanken gespielt, alles hinzuschmeißen und das alte Leben wieder aufzunehmen?"

Ersteres ja, zweiteres nein. Was mich abhielt, mein altes, krankes Leben schönzumalen, mir damit selbst in die Tasche zu lügen, war, dass ich nach jeder Anstrengung, die ich gut bewältigte, ein Glücksgefühl hatte. Ein Highlight. Das war der Unterschied zu früher. Seit langer Zeit war ich wieder stolz auf mich und glücklich, am Leben zu sein.

In mir trug ich immer das Bild, dass ich mich auf einer Expedition befinde. Freiwillig und gut ausgerüstet. Im Rucksack ein paar wichtige Dinge, die ich unbedingt brauche auf meiner Reise, eine Landkarte, einen Kompass, Oasen zum Ausruhen und Auftanken und meine Therapeutin als Guide.

Es war und ist manchmal immer noch ein harter Weg. Doch meine jetzige Bilanz ist positiv, in den achtzehn Monaten, die seit Ende der Therapie vergangen sind, habe ich mindestens genauso viel zurückbekommen, wie ich eingesetzt habe. Ich habe gelernt, mich an reguläre Mahlzeiten zu gewöhnen, auch mal über die Stränge schlagen zu dürfen, habe mein Studium beendet, eine überaus erfüllende Arbeit gefunden und reduziere Schritt für Schritt die Distanz zu den Menschen, die wichtig für mich sind, mir gut tun. Das Zulassen von Nähe und das Aufnehmen von Beziehungen bleibt eine meiner schwierigsten Aufgaben, mein Meisterstück sozusagen. Selbst wenn ich mir nichts mehr als Nähe und Zuneigung wünsche, lasse ich manchmal die Rollläden herunter und mache dicht. Ertappe ich mich dabei, genügt es inzwischen, eine kurze Zeitreise in meine kranke Zeit zu machen und im selben Moment ist mir sonnenklar, wie erfolgreich ich schon bin.

Mein Leben ist noch nicht perfekt, aber welches ist es schon? Ich habe noch eine gute Wegstrecke vor mir, doch jeder Tag ist der Beweis dafür, dass es richtig war, mich auf meine Hinterbeine zu stellen und mir das Unvorstellbare zuzutrauen. Heute schaffe ich es, mir dem Thema Essen anders umzugehen, normaler. Nicht immer gelingt es, mich nach dem Essen als Siegerin zu fühlen. Meine Wahrnehmung, was die Größe der Portionen angeht, ist noch etwas beeinträchtigt durch das jahrelang aufgebaute Trugbild, doch es wird stetig besser. Außerdem bin ich bin netter, freundlicher, geduldiger und vor allem nachsichtiger mit mir geworden, denn schließlich mag ich mich jetzt. Ich weiß, dass eine schwere Krankheit, die sich über Jahre hinweg aufgebaut hat, nicht von heute auf morgen wie von Zauberhand verschwindet, das hat mich gelassener gemacht.

Die regelmäßigen Therapiesitzungen haben einen Löwenanteil an meinen Fortschritten. Für mich war es leichter, mich einem Außenstehenden anzuvertrauen und dort den ganzen Mist abzuladen, alles auszukotzen. Dort holte ich mir die Bestätigung, dass Gefühle nicht gut oder schlecht sind, sondern dass sie eine Mitteilung aus meinem Innersten, verschlüsselt vielleicht, an mich sind.

Besonders erlösend für mich war das Erkennen, dass ich Opfer der Krankheit geworden war. Bis dahin hielt ich mich für die Täterin, die sich ihr Los selbst ausgesucht hatte, Sadistin und Masochistin in einer Person. Wahr war vielmehr, dass ich etwas ganz Normales getan habe, was alle Menschen andauernd tun: essen. Ganz einfach essen und es sich schmecken lassen. Was für andere eine Wohltat, ein Genuss ist, war für mich die elfte Todsünde. Sie verdiente die Höchststrafe: Selbsthass. Spätestens jetzt hätte mein Schutzengel mit seinem flammenden Schwert erscheinen und mir Trost zusprechen müssen. Mir zeigen, dass unter dem Hass ein unendliches tiefes Meer von Traurigkeit liegt. Ich hatte solche Sehnsucht danach, Verständnis und Mitgefühl mit mir haben zu können. Viel hätte ich dafür gegeben, mich zu beweinen und damit den Eisblock in meiner Seele zum Schmelzen zu bringen.

Ich bin darauf gefasst, dass mich vielleicht das Thema Essen in meinem weiteren Leben begleiten wird. Eine Schwachstelle, mehr aber auch nicht. Ähnlich einem Raucher, der sich von seiner Sucht verabschiedet hat und trotzdem ahnt, dass Zigaretten immer eine gewisse Verführung darstellen werden.

Ja, mein neues Leben in der freien Wildbahn gefällt mir. Ich kann alles, was ich mir vornehme, erreichen, ich muss nur meine ganze Leidenschaft und Energie darauf richten. Diese Regel ist für alle Menschen gleich. Willst du etwas haben, musst du es dir zuerst wünschen. Das ist der Anfang aller Erfolgsgeschichten. Dann darum kämpfen, gemeinsam mit anderen Weggefährten, allein ist man aufgeschmissen.

Geschichten über die Krankheit gibt es massenhaft. Schilderungen einer Heilung sind mir selten in die Hände gefallen und wenn, fühlten sie sich oberflächlich und unecht an. Es klang zu einfach. Hatte die Autorin es wirklich geschafft oder hatte sie die Geschichte geschönt? Ich schenke Ihnen meine Geschichte, sie ist real und mit einem Namen versehen: Judith. Meine Reise geht weiter, bis ich am Ende dort angelangt bin, wo ich mich heute hinwünsche. Ich werde nicht in einem mittelmäßigen Leben enden, dafür habe ich zu hart gekämpft. Jetzt will ich glücklich sein, will mich nicht mehr mit weniger zufrieden geben. Mein Leben mag härter gewesen sein als das anderer Menschen, aber eines Tages wird es genau aus diesem Grund erfüllter sein.

Judith Sambs

Danke

Aus ganzem Herzen danke ich dir, lieber Hans, für deine Unterstützung in der schwersten Krise meines Lebens. Für den Halt, den du mir gegeben hast, für deine Liebe, in die ich mich einwickeln und in der ich mich wärmen konnte. Aber auch für deine kritischen Fragen, die mich irritiert und letztendlich dazu geführt haben, dass sich mein Blickfeld erweitert. Ich danke dir, dass du meine Tochter, als sie dringend Hilfe brauchte, ganz selbstverständlich in unser Leben aufgenommen hast. Auch dafür liebe ich dich.

Hansi, mein Sohn, du hast mich viele Male davor bewahrt, mich in Selbstanklagen zu verlieren. „Richtige, gute Eltern machen keine Fehler, zumindest keine großen. Wenn sie es doch tun, machen sie sich schuldig und büßen ein Leben lang dafür." Dann hast du mich liebevoll, aber scharf zurechtgewiesen, dass es nicht in Ordnung ist, nur die eine Seite zu sehen, die dunkelgraue. Hast mich an gute, fröhliche Zeiten erinnert und das hat mir gut getan. Danke.

Kornelia, du hast mit mir geweint, mich getröstet und mich viele Male aus dem Loch der Verzweiflung herausgeholt. Danke für deine Freundschaft, deine Wärme und dein liebevolles Da-Sein.

Manfred, mein Freund. Dich in meinem Leben zu haben, ist ein besonderes Geschenk. Du hast nicht nur ein großes, feinfühliges Herz, sondern auch einen klugen Kopf. Du schenkst mir bereitwillig beides und damit hast du unzählige Male mein Leben reicher und schöner gemacht. Ich danke dir aus ganzem Herzen dafür.

Ganz besonderer Dank gilt dem Team der Psychosomatik in Enns. Im Speziellen Schwester Eva und Frau Mag. Sieglinde Gurschler.

Auch dir, liebe Judith danke ich. Je länger wir diesen Weg miteinander gehen, desto mehr erkenne ich, dass sich dadurch auch mein Leben zum Positiven verändert hat. Durch dich und mit dir habe ich gelernt, dass es nie zu spät ist, Altes, Unbrauchbares ziehen zu lassen und neue Wege zu gehen. Unsere Beziehung ist inniger, tiefer, ehrlicher geworden. Wir begegnen uns heute in Augenhöhe, das habe ich mir immer gewünscht. Der Weg war steinig, kraftraubend und ist es phasenweise noch. Trotz allem, es ist unser Weg und wir gehen ihn zu Ende. Jede von uns auf ihre Weise. Ich danke dir für dein Vertrauen und für deine Liebe.

Definition Essstörungen

Magersucht (Anorexie, Anorexia nervosa)

Menschen, die eine Magersucht entwickelt haben, sind hoch sensibel für die Bedürfnisse anderer und können sich verbal gut mit Freunden, Bekannten und Verwandten auseinandersetzen. Der Zugang zu ihrer eigenen Gefühlswelt ist ihnen jedoch sehr schwer möglich. Daher ist es auch für nahe stehende Personen schwer, sie emotional zu erreichen und zu stützen.

Typisch für Magersucht

Fehlender Kontakt zum Körper und dessen Bedürfnissen.
Der Körper wird als Feind erlebt und bekämpft.
Ständiges Wiegen und Sich-zu-dick-Fühlen.
Der Kopf kontrolliert und steuert.
Kontrolle vermittelt das Gefühl, autonom und selbständig zu sein.
Manchmal übertriebene Sparsamkeit und extremer Reinlichkeitssinn, Ablehnung jeglicher lustbetonter Betätigung, eine ausgesprochen spartanische Lebensweise.
Rückzugsverhalten.
Schwarzweißdenken und depressive Verstimmungen.
Ritualisiertes Essverhalten.
Extrem langsames Essen, extrem heiß oder kalt essen.
Verzehr von Baby- oder Kindernahrung, breiige Kost.
Bevorzugung von kalorienarmen Nahrungsmitteln und Getränken, meist sehr einseitige Nahrungsauswahl.
Essen vortäuschen, kauen und ausspucken.
Kochen, backen, Rezepte sammeln und andere zum Essen animieren.
Vieles im Stehen machen.
Sich Kälte aussetzen.

Exzessiv Sport treiben.
Tragen von schweren Taschen/Rucksäcken.
Die Betroffenen verweigern über lange Zeit, sich ihre Krankheit einzugestehen.

Mögliche diagnostische Hinweise:

Gewichtsverlust von 20% innerhalb kurzer Zeit (ca. 3–4 Monate), z. B. 12 kg bei ursprünglichen 60 kg und einer Größe von 1,70 m.
Der Gewichtsverlust ist selbst herbeigeführt durch streng kontrollierte und eingeschränkte Nahrungsaufnahme, übertriebene körperliche Aktivitäten, selbst induziertes Erbrechen oder Abführen (anfallsartig).
Ständiges, übertriebenes gedankliches Kreisen um Nahrung und Körperschema.
Extreme Angst vor Gewichtszunahme.
Körperschemastörung (der eigene Körper wird immer als fett wahrgenommen, auch wenn schon deutliches Untergewicht besteht).
Perfektionismus.
Hyperaktivität.
Fehlende Krankheitseinsicht.
Ausbleiben der Monatsblutung.

Die **körperlichen Folgeschäden** sind auch das Absinken des Stoffwechsels, des Pulses, des Blutdrucks und der Körpertemperatur. Das führt zu Müdigkeit, Frieren und Verstopfung. Trockene Haut und brüchige Haare zeigen die hormonellen Veränderungen an, die sich auch im Ausbleiben der Menstruation und im Extremfall auch in einer Veränderung der Körperbehaarung äußern.

Bei einer Erkrankungsdauer über mehrere Jahre kann es als Folge der hormonellen Veränderung auch zu Osteoporose kommen (Verringerung der Knochendichte).
Bei Einnahme der Pille zur Schwangerschaftsverhütung tritt die Menstruation weiterhin ein. In diesem Fall kann trotz auftretender Menstruation eine Magersucht vorliegen.

Die **seelischen Folgen** sind z. B. der ständige zwanghafte Vergleich mit anderen Menschen, ein starkes Kontrollbedürfnis, Schuldgefühle, wenn etwas schmeckt, Angst vor eigenen Bedürfnissen, Selbsthass, Geiz, zwanghaftes Verhalten (Waschen/Putzen), sozialer Rückzug, depressive Verstimmungen, manchmal auch selbstverletzendes Verhalten.

Ess-Brech-Sucht (Bulimie; Bulimia nervosa):

Vom äußeren Erscheinungsbild sind bulimische Frauen/Männer scheinbar normal, meist schlank. Sie sind sehr gepflegt und ehrgeizig. Es ist kaum zu erkennen, dass sie Probleme haben und Hilfe benötigen.

Typisch für Ess-Brech-Sucht

Essverhalten in der Öffentlichkeit ist kontrolliert.
Auswahl von light- und fettarmen Produkten für die Mahlzeiten, die „offiziell" gegessen werden und im Körper bleiben.
Trennen in erlaubte und verbotene Lebensmittel.
Einkauf großer Mengen billiger, leicht verzehrbarer Lebensmittel für die Essanfälle.
Schlingendes Essen bei den Essanfällen.
Horten von Lebensmitteln mit gleichzeitiger Angst davor, Lebensmittel zu Hause zu haben.
Manchmal hohe Verschuldungen aufgrund der hohen Ausgaben für Lebensmittel.
Keine geregelten Mahlzeiten.
Nach außen hin funktioniert alles perfekt, die Fassade stimmt.
Bulimie ist schambesetzt und heimlich.
Selbstekel, das Gefühl, abnorm zu sein.
Soziale Isolation, Vernachlässigung von Interessen, depressive Verstimmungen.
Viele sportliche Aktivitäten.

Mögliche diagnostische Hinweise:

Andauernde, übertriebene Beschäftigung mit Figur und Gewicht.
Krankhafte Furcht davor, dick zu werden.
Scharf definierte, sehr niedrige persönliche Gewichtsgrenze.
Mindestens zwei Essattacken pro Woche in einem Zeitraum von über drei Monaten.
Dabei schnelle Aufnahme großer Mengen meist leicht verzehrbarer und kalorienreicher Nahrungsmittel.
Das Gefühl des Kontrollverlustes über das Essverhalten während der Anfälle.
Im Anschluss versuchtes Rückgängigmachen der Kalorienzufuhr über:
selbst induziertes Erbrechen,
Medikamentenmissbrauch (z. B. Abführmittel, Entwässerungstabletten...),
strenge Diäten / Fastenphasen,
übermäßige körperliche Betätigung.
Diese Verhaltensweisen können einzeln oder parallel auftreten

Die **körperlichen Folgeschäden** sind, je nachdem wie versucht wird, die Essanfälle rückgängig zu machen, unterschiedlich: Es können Herzrhythmusstörungen, Kreislaufprobleme, Zahnschmelzschäden, Elektrolytentgleisungen (Kalium-/Magnesiummangel) und/oder Nierenschäden auftreten.

Die Regelblutung kann ausbleiben, Schlafstörungen, Haarausfall und/oder Konzentrationsstörungen können auftreten.
Zu den **seelischen Folgen** gehören starkes Ambivalenzverhalten, Wenn-dann-Denken, Schwarz-Weiß-Denken, Perfektionismus, Abwertung der eigenen Person und anderen bis hin zu Selbsthass und Depressionen. Häufig kommt es zur Verleugnung der Essstörung und die Betroffenen sind bemüht, eine unauffällige Fassade aufrechtzuerhalten. Es kommt zu Schamgefühlen und zu Rückzugsverhalten.

Binge Eating Disorder (BED)

„Binge" bedeutet „schlingen". Der Unterschied zur Ess-Brech-Sucht oder Bulimie liegt im Wesentlichen darin, dass keine Gegenmaßnahmen nach einem Essanfall ergriffen werden, d. h. es erfolgt kein kompensatorisches Verhalten wie z. B. extremer Sport, Hungern oder Erbrechen.

Binge Eating ist eine seelisch bedingte (psychogene) Essstörung, die meist mit Übergewicht oder Adipositas verbunden ist. Das bedeutet aber nicht, dass Übergewichtige automatisch an Binge Eating leiden. Ebenso kann das Krankheitsbild der Binge-Eating-Störung bei Normalgewichtigen auftreten.

Binge Eating ist unter den psychogenen Essstörungen das Krankheitsbild, welches bisher am wenigstens erforscht ist. Eine abschließende Definition der Diagnosekriterien steht noch aus.

Typisch für Binge Eating Disorder

Häufige Heißhungeranfälle, dabei werden große Mengen von Lebensmitteln verzehrt.
Gestörtes Essverhalten zwischen den Essanfällen (abwechselnd restriktives und unkontrolliertes Essen).
Fehlende Regelmäßigkeit bei der Ernährung.
Häufiges Diäthalten und Abbruch von Diäten.
Störung der Hunger- und Sättigungswahrnehmung.
Geringe körperliche Bewegung und Aktivität.
Bevorzugen bewegungsarmer Freizeitbeschäftigungen wie fernsehen und Computer spielen.
Herunterschlucken von Gefühlen (Ärger, Wut, Traurigkeit, Freude).

Mögliche diagnostische Hinweise:

Wiederkehrende Episoden von Heißhungeranfällen (mind. 2 pro

Woche über sechs Monate). Diese Anfälle werden als zwanghaft und hemmungslos erlebt. Bei einem Essanfall verschlingen Betroffene eine enorm große Nahrungsmenge in relativ kurzer Zeit. Danach plagen Schuldgefühle, Depressionen und Selbstvorwürfe das bereits angekratzte Selbstbewusstsein.

Die Episoden der Essanfälle treten mit mindestens drei der folgenden Symptome auf:

Übermäßig schnelles Essen, Schlingen.
Essen bis zu einem belastenden Völlegefühl.
Essen von großen Nahrungsmengen ohne körperliches Hungergefühl.
Allein essen aus Scham.
Ekel, depressive Verstimmungen und Schuldgefühle nach dem Essen.
Die bei den Essanfällen aufgenommene Nahrung wird im Körper behalten, Aktivitäten, um die Kalorienzufuhr auszuscheiden oder abzutrainieren, bleiben aus.

Die **körperlichen Folgeschäden** bei starkem Übergewicht (BMI über 30) sind z. B. Herz-Kreislauf-Erkrankungen (Bluthochdruck, Schlaganfall, Herzinfarkt), Gelenkleiden, Wirbelsäulenschäden, Diabetes mellitus.

Seelische Folgen sind z. B. Resignation, Flucht in Tagträume, Antriebslosigkeit, Depressionen, Hass auf den eigenen Körper, Vermeiden von Spiegeln, Probleme, eigene Grenzen zu spüren.

Zusätzlich kann es zu Alkoholmissbrauch, Angstzuständen, Selbsthass, zwanghaftem Putzen und Waschen kommen.

Quelle www.bzga-essstoerungen.de,

Homepage der Bundeszentrale für gesundheitliche Aufklärung (BZgA), Köln)

Literaturhinweise

Oakes-Ash, Rachel: Brave Mädchen essen auf
Knapp, Caroline: Über Magersucht und weibliches Begehren
Kunze, Renate: „Ich bin müde, kraftlos und herzleer" - Wie Mütter die Magersucht/Bulimie ihrer Töchter erleben und bewältigen
Gerlinghoff, Monika: Magersüchtig: Eine Therapeutin und Betroffene berichten
Ana Ex. Wie die Magersucht siegt und wie sie scheitert, CD, „www.carl-auer.de"

www.essstoerungshotline.at
www.netzwerk-essstoerungen.at
www.intakt.at
www.frauensache.at/sozial-ess.html
www.lebenshungrig.de
www.magersucht-online.de
www.hungrig-online.de
www.sowhat.at

Prof. Kurt Tepperwein und Felix Aeschbacher im Ennsthaler Verlag:

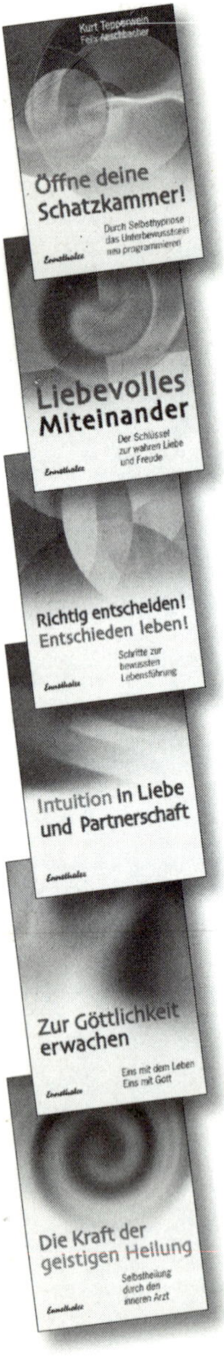

Tepperwein/Aeschbacher
Öffne deine Schatzkammer
Durch Selbsthypnose das Unterbewusstsein neu programmieren
ISBN 978-3-85068-624-2
Format: 14,8 x 21 cm, 136 S., br.

Tepperwein/Aeschbacher
Liebevolles Miteinander
Der Schlüssel zur wahren Liebe und Freude
ISBN 978-3-85068-632-7
Format: 14,8 x 21 cm, 168 S., br.

Tepperwein/Aeschbacher
Richtig entscheiden! Entschieden leben!
Schritte zur bewussten Lebensführung
ISBN 978-3-85068-659-4
Format: 14,8 x 21 cm, 128 S., br.

Tepperwein/Aeschbacher
Intuition in Liebe und Partnerschaft
ISBN 978-3-85068-655-6
Format: 14,8 x 21 cm, 116 S., br.

Tepperwein/Aeschbacher
Zur Göttlichkeit erwachen
Eins mit dem Leben, eins mit Gott
ISBN 978-3-85068-660-0
Format: 14,8 x 21 cm, 120 S., br.

Tepperwein/Aeschbacher
Die Kraft der geistigen Heilung
Selbstheilung durch den inneren Arzt
ISBN 978-3-85068-656-3
Format: 14,8 x 21 cm, 120 S., br.

Ennsthaler Bücher für ein bewusstes Leben